Kinder fordern uns heraus

Ratgeber für die Familie bei Klett-Cotta

Für meine Familie

Inhalt

Danksagung

Allen, die zur Entstehung dieses Buches beigetragen haben, möchte ich für ihre Auskünfte, Anregungen, Unterstützung und konstruktive Kritik herzlich danken:

Charlotte Averdieck, Logopädin,
Dr. Andrea Bötsch, prakt. Ärztin,
Roswitha Defersdorf, Autorin,
Elke Dodenhoff, ehemalige Elternbeiratsvorsitzende einer Sprachförderschule,
Grit Kurajew, Ergotherapeutin,
Karin Maaß, Leiterin eines Sprachheilkindergartens,
Marianne Mentzel, Heilpädagogin,
Michael Passolt, Diplom-Motologe und Psychomotoriker,
Magret Schwender, Sozialpädagogin,
Rudolf Taubitz, Sprachheilpädagoge und Sonderschulrektor i. R.,
Monika Warner, Horchtherapeutin,
Maria Wenning-Knott, Rhythmikerzieherin,
Brigitte Zwickl-Itzenplitz, Sozialpädagogin,
Maria Strauß-Luffer für das Lesen des gesamten Manuskripts und allen, die sich die Zeit nahmen, von ihren persönlichen Erfahrungen zu berichten.

Ganz besonders danke ich meinem Mann und meinen Kindern für ihren Zuspruch und ihr Einverständnis, daß in diesem Buch auch Persönliches aus unserem Familienleben zur Sprache kommt. Ein Dank nicht zuletzt an alle Leser, die diese Offenheit mit Respekt belohnen.

Es lag mir viel daran, dieses Buch zu schreiben. Deshalb herzlichen Dank an Dr. Heinz Beyer vom Verlag Klett-Cotta, der das Projekt auf den Weg gebracht hat.

Einleitung

Liebe Leser, liebe Eltern! Wenn Sie ein Kind haben – oder kennen –, bei dem die sprachliche Entwicklung nicht so problemlos verläuft wie bei anderen Kindern, wissen Sie sicher, in welcher zwiespältigen Situation man sich als Eltern befindet. Verwandte, Freunde und Nachbarn haben selbstverständlich viele gutgemeinte Ratschläge parat. Die einen mahnen zur Eile („Da würde ich aber mal ganz schnell ...“), die anderen winken ab („Regt euch nicht auf, ist doch alles ganz normal!“), wieder andere warten mit wohlbekannten Sprüchen auf („Das kommt davon, weil die Knirpse heutzutage nur noch vor dem Fernseher sitzen!“). Aber das alles hilft einem letztlich nicht weiter. Man steht dazwischen und ist ratlos.

Um die Situation weiter auszuführen – versuchen Sie sich einmal in folgende Lage zu versetzen:

- Sie haben seit geraumer Zeit das Gefühl, daß mit der Sprachentwicklung Ihres Kindes etwas nicht stimmt. Anfangs ließen sich die Bedenken noch relativ leicht mit dem Argument zerstreuen: Kinder entwickeln sich nun einmal völlig verschieden. Ihr Kind konnte mit acht Monaten noch keine ersten Laute plappern, wie Sie es bei anderen, gleichaltrigen Babys erlebten. Mit elf Monaten konnte es die Bedeutung einzelner Wörter wie „ja“, „nein“ oder „Mama“ offenbar noch nicht verstehen, während andere Kinder im gleichen Alter auf solche

Wörter schon unmißverständlich reagierten. Und mit eineinhalb Jahren beherrschte Ihr Kind noch kein einziges Wort, wogegen der aktive Wortschatz in diesem Alter angeblich bei einem Durchschnitt von etwa zehn Wörtern liegt. Anfangs haben Sie sich bei allen sprachlichen Fortschritten, die Sie vermißten, wohl gesagt: Kein Grund zur Panik! Doch allmählich fangen Sie an, sich Sorgen zu machen, und beginnen in einschlägigen Ratgebern zu blättern. Darin lesen Sie zu Ihrem Erstaunen, Sie mögen doch bitte nicht beunruhigt sein, wenn Ihr Kind mit zweieinhalb Jahren die korrekte Aussprache bestimmter Laute noch nicht beherrscht. Wenn es beispielsweise „Mama söne Sue" statt „Mama (hat) schöne Schuhe" sagt. Diese Sorge hätten Sie liebend gern! Ihr Sprößling kennt, wenige Monate vor seinem dritten Geburtstag, Wörter wie „schön" oder „Schuhe" noch nicht einmal. Schon gar nicht ist er in der Lage, einen Zwei- oder Dreiwortsatz zu bilden.

Nach einigem Überlegen beschließen Sie, zum Kinderarzt zu gehen. Der wirft einen Blick in seine Befunde und meint: „Bei der letzten Vorsorgeuntersuchung vergangenes Jahr waren keine Auffälligkeiten festzustellen. Warten wir also noch ein gutes Jahr bis zur nächsten Vorsorgeuntersuchung. Sie werden sehen, bald kommt das Sprechen von allein." Nun sind Sie fürs erste beruhigt. Doch sollte Ihr Kinderarzt nicht recht behalten, dürfte es nicht lange dauern, bis Ihre Zweifel zurückkehren …

- Inzwischen ist Ihr Nachwuchs, sagen wir, knapp vier Jahre alt, und es wurden tatsächlich Sprachschwierigkeiten festgestellt. Man rät Ihnen zu einer logopädischen Behandlung, doch die empfohlene Praxis ist heillos ausgebucht. Sie müssen sich auf eine lange Wartezeit einstellen. Zur gleichen Zeit bereitet Ihnen eine andere

Überlegung Kopfzerbrechen. Ausgerechnet jetzt, kurz nach dem Kindergarteneintritt, hegen Sie plötzlich Zweifel, ob Sie auch die richtige Einrichtung gewählt haben. Wäre ein Sprachheilkindergarten nicht vielleicht besser gewesen? Oder ein Integrationskindergarten? Oder zumindest ein Privatkindergarten mit kleineren Gruppen? Sollte man vielleicht noch einmal umdisponieren? Aber wie schafft man es, kurzfristig einen Platz in einer solchen Einrichtung zu bekommen?

Nicht genug damit. Nehmen wir an, jemand in Ihrem Bekanntenkreis hat eine medizinische oder heilpädagogische Ausbildung. Er oder sie weist Sie nun darauf hin, daß Sprachentwicklungsstörungen bei Kindern oft in Zusammenhang mit anderen Entwicklungs- oder Teilleistungsstörungen stehen. Oft seien zum Beispiel Wahrnehmungsstörungen eine der Ursachen für die Sprachauffälligkeit. Sie müßten daher ebenfalls behandelt werden, und zwar möglichst rasch, denn erfahrungsgemäß sei eine Therapie bis zum Alter von etwa sieben Jahren am wirksamsten.

Erschlagen von all diesen Ansprüchen, wissen Sie allmählich gar nicht mehr, wo Sie als erstes den Hebel ansetzen sollen ...

Vielleicht vermuten Sie jetzt, daß diese Schilderung nicht nur typische Beispiele anführt, sondern auch etwas mit meinen eigenen Erfahrungen zu tun hat. Das trifft zum Teil tatsächlich zu. Bei Paul, dem jüngeren unserer beiden Söhne, wurde, als er knapp drei Jahre alt war, eine Sprachentwicklungsstörung diagnostiziert. Ich hatte ihn auf eigene Initiative in der Universitätsklinik vorgestellt. Denn zwei Kinderärzte, bei denen ich Rat suchte, hatten mir eindeutig zu verstehen gegeben, daß sie vorerst noch nichts in die Wege leiten wollten.

Es wurde uns als erstes zu einer logopädischen Therapie geraten. Ich war sehr erleichtert, dachte ich doch, daß der Fall damit gelöst sei und wir uns beruhigt zurücklehnen könnten. Weit gefehlt! Kaum war die Therapie angelaufen, deutete mir die Logopädin auch schon an, daß sie hinter der Sprachproblematik unseres Sohnes noch andere Störungen vermute, an die mit logopädischen Maßnahmen allein nicht heranzukommen sei. Und so kam es, daß sich im Laufe der folgenden sechs Jahre eine stattliche Anzahl von weiteren Fördermaßnahmen aneinanderreihte: von der heilpädagogischen Einzelförderung bis hin zur individuellen Förderung im Kindergarten und in der Schule. Viele Anlaufstellen wurden uns empfohlen, einige konnten wir auch selbst ausfindig machen. Jede Therapie wurde – gewöhnlich nach Absprache mit dem Arzt – mit den anderen Maßnahmen abgestimmt und von uns Eltern so gut es ging unterstützt. Und jede hat erstaunliche Erfolge erzielt! Dabei schienen einige der Methoden, flüchtig betrachtet, gar nicht einmal auf die besonderen Sprachprobleme unseres Sohnes zugeschnitten zu sein.

Heute sind wir sehr dankbar für die guten Erfahrungen, die wir in all den Jahren sammeln durften, und für die wertvolle Hilfe, die wir bekommen haben. Diese Erfahrungen haben mich veranlaßt, das vorliegende Buch zu schreiben. Es wendet sich an Eltern, die auf der Suche nach einer geeigneten Förderung für ihr sprachauffälliges Kind sind. Es kann aber auch für Pädagogen hilfreich sein, die sich mit der schwierigen Aufgabe konfrontiert sehen, Eltern über Entwicklungsauffälligkeiten ihres Kindes aufzuklären und ihnen mögliche Förderwege aufzuzeigen.

In den folgenden Kapiteln möchte ich Ihnen neun ausgewählte Behandlungs- und Fördermöglichkeiten für Kinder mit Sprachschwierigkeiten vorstellen:

- Logopädie
- Ergotherapie
- Heilpädagogik
- Psychomotorik
- Rhythmik
- Audio-Psycho-Phonologie
- Homöopathie
- individuelle Förderung im Kindergarten
- individuelle Förderung in der Schule

Jede Maßnahme soll in einem eigenen Kapitel anschaulich beschrieben werden und Ihnen eine Idee vermitteln: Was wird da wie und warum gemacht? Kommt das eventuell auch für mein Kind in Frage? Und darüber hinaus: Wie können wir als Eltern die jeweilige Maßnahme sinnvoll unterstützen?

Schritt für Schritt will Sie das Buch über die verschiedenen Entwicklungsstufen Ihres Kindes begleiten – vom Kleinkind- bis zum Schulalter – und Ihnen mit Informationen und nützlichen Ratschlägen zur Seite stehen.

Nun bin ich zwar, was die medizinisch-therapeutische Seite anbelangt, nicht „vom Fach", jedoch gelernte Journalistin. Deshalb habe ich für dieses Buch nicht nur schriftliche Quellen ausgewertet, sondern auch ausführliche Gespräche mit Ärzten, Therapeuten und Pädagogen geführt. Daher stammen die meisten der umfangreichen Zitate. Außerdem werden an der einen oder anderen Stelle persönliche Erfahrungen betroffener Eltern – neben unseren eigenen – zu finden sein*. Mit Hilfe dieser Informationen und der Adressenliste im Anhang sollte es Ihnen als Eltern hof-

* Alle Namen sind geändert, soweit es um persönliche Erfahrungsberichte geht.

fentlich gelingen, eine gute Wahl für die individuelle Förderung Ihres Kindes zu treffen.

Zugegeben, solche Möglichkeiten in Anspruch zu nehmen setzt auch ein gewisses Engagement voraus. Anders gesagt, es kostet Zeit und Mühe. Doch der Einsatz ist nicht umsonst. Gibt es eine schönere Belohnung, als die Fortschritte seines Kindes täglich mit eigenen Augen zu sehen und sich gemeinsam mit ihm daran zu freuen?

Aber vielleicht bereitet Ihnen der Gedanke Unbehagen, fremde Hilfe in Anspruch zu nehmen? Ein kleiner Trost: Damit sind Sie nicht allein. Mehr oder weniger haben wir alle das Bedürfnis, unsere Angelegenheiten selbst zu regeln und niemanden dabei mitmischen zu lassen. Doch die Hilfe von außen hat zweifellos nicht nur für das Kind etwas Gutes. Von den Fachleuten, denen wir unser Kind anvertrauen, können wir selbst einiges dazulernen, das sich im Familienalltag zum Nutzen aller umsetzen läßt.

In diesem Sinne wünsche ich uns allen viel Freude am Wachsen und Werden unserer Kinder.

Rita Steininger

P.S.: Falls Sie Fragen, Hinweise oder Anregungen zu diesem Buch haben, würde ich mich über eine Nachricht von Ihnen freuen – in Form eines Briefes (c/o Klett-Cotta) oder einer E-Mail (rita.steininger@t-online.de).

1. Kapitel:

Stationen der Sprachentwicklung

Normalerweise kann ein Vergleich mit Gleichaltrigen wichtige Hinweise liefern, ob mit der Sprachentwicklung eines Kindes alles in Ordnung ist. Aber ausschließlich auf dieser Basis ist eine genaue Einschätzung sicher nicht möglich. Kinder können sich wirklich sehr unterschiedlich entwickeln.

Deshalb ist es wichtig, daß Sie die Entwicklung Ihres Kindes gut beobachten und alle Besonderheiten mit Datum notieren. Sollte später eine Therapie nötig werden, können Ihre Notizen wichtige Anhaltspunkte liefern. Halten Sie alles schriftlich fest, was Ihnen bedeutend erscheint. Da die Sprachentwicklung nicht unabhängig von der Gesamtentwicklung betrachtet wird, spielt es für den Therapeuten beispielsweise auch eine Rolle zu wissen, in welchem Alter Ihr Kind sitzen, krabbeln oder laufen konnte, wie es mit der Sauberkeitserziehung klappte oder ob im Kleinkindalter eine schwerwiegende Erkrankung vorlag.

Im folgenden sind die *wichtigsten Stationen der kindlichen Sprach- und Hörentwicklung* bis zum Alter von vier Jahren aufgelistet. Sie dienen als Orientierungshilfe, damit Sie die Entwicklung Ihres Kindes besser einschätzen können. Alle Angaben beziehen sich auf Spätentwickler. Das heißt, 90 bis 95 Prozent der Kinder beherrschen im jeweiligen Alter die angegebenen Fähigkeiten; viele sind in ihrer Entwicklung auch schon weiter. Es handelt sich bei den genannten Fähigkeiten also nicht um Durchschnittswerte, sondern um Mindestanforderungen.

- Im Alter von sechs Monaten kann ein Baby auf Ansprache durch einen Laut reagieren und außer Weinen auch Laute wie Kichern, Lachen oder Quietschen von sich geben. Es dreht den Kopf, wenn es einen Ton hört, um herauszufinden, aus welcher Richtung er kommt.
- Wenn ein Kind das erste Lebensjahr vollendet hat, kann es einen Breilöffel mit Lippen und Zunge vollständig ablecken und aus einer Tasse trinken, die man ihm hinhält. Es kann seine Freude oder sein Unbehagen durch Stimmungslaute zum Ausdruck bringen.
- Im Alter von eineinhalb Jahren sollte das Kind problemlos feste Nahrung kauen können. Es kann zwei Tierlaute nachahmen und zwei einfache Wörter nachsprechen. Es beherrscht die Vokale a, o, u und die Konsonanten b, m, p.
- Am Ende des zweiten Lebensjahres kann das Kind Wünsche in Einwortsätzen äußern und auf einen benannten Körperteil zeigen. Es beherrscht die Vokale e und i und die Konsonanten d, f, l, n, t und w. Sein Wortschatz sollte mindestens fünf Begriffe umfassen.
- Mit zwei Jahren und sechs Monaten hat das Kind einen aktiven Wortschatz von mindestens zehn Wörtern. Es nennt sich selbst beim Vornamen, gebraucht Substantive meistens mit dem Artikel (der, die, das) und kann sich in Zweiwortsätzen ausdrücken.
- Ein dreijähriges Kind sollte imstande sein, Fragen zu formulieren: „Wasn das?“ – „Heißt du?“ Es beherrscht die Laute r, s, sch, x, z, kann einen Viersilbensatz wiederholen und äußert sich in Dreiwortsätzen. Es ist in der Lage, eine doppelte Anweisung zu befolgen („Sei mal ganz ruhig, und mach die Augen zu!“).

- Mit drei Jahren und sechs Monaten kann ein Kind in seinen Äußerungen zwischen „ich“ und „du“ und zwischen „mein“ und „dein“ unterscheiden. Es bildet Mehrzahlwörter und Vergangenheitsformen und kann ein Erlebnis so schildern, daß Sie den Sinn des Erzählten verstehen.
- Im Alter von vier Jahren kann ein Kind nacheinander zwei Wörter mit den Lauten ch („Ich lache“), ng, nt, sp oder fr aussprechen. Es bildet Nebensätze, gebraucht die Fragewörter „wer, wo, wann, warum“, kann eine kurze Geschichte wiederholen und den Sinn von Worten wie „Morgen“ und „Abend“, „müde“ und „hungrig“ erfassen.

(Die Angaben beruhen auf dem „sensomotorischen Entwicklungsgitter“ von J. Kiphard, 1985)

Sollten Sie feststellen, daß Ihr Kind diese Anforderungen nicht erfüllt, kann das ein mehr oder weniger deutliches Anzeichen für Sprachentwicklungsprobleme sein.

Fragt sich nur: Wann ist es an der Zeit, etwas zu unternehmen? Darüber gibt es unterschiedliche Ansichten. Manche sagen, es kann gar nicht früh genug etwas passieren, andere meinen, man sollte doch in Ruhe abwarten, ob sich das Problem nicht von selbst „auswächst“.

So gesehen ist es sicher nicht verkehrt, den goldenen Mittelweg zu wählen. Genauso hielten wir es damals auch. Zwar waren uns bei unserem Sohn schon vor seinem ersten Geburtstag einige Besonderheiten aufgefallen, aber wir begnügten uns fürs erste mit Abwarten und Beobachten. Zwei Monate vor seinem dritten Geburtstag entschieden wir, daß es an der Zeit sei, die Initiative zu ergreifen. Und aus heutiger Sicht kann ich nur bestätigen: Es war genau der richtige Zeitpunkt.

2. Kapitel:

Diagnose: Sprachentwicklungsstörung

Vielleicht spüren Sie es ja auch im Bauch, lange bevor irgendein anderer etwas dazu bemerkt: das unbestimmte Gefühl, daß irgend etwas nicht in Ordnung ist. Falls es tatsächlich so ist und Sie bei Ihrem Sprößling immer wieder Beobachtungen machen, die Sie stutzig werden lassen: Ignorieren Sie dieses Gefühl nicht, sondern gehen Sie ihm nach! Schaffen Sie Klarheit durch eine ärztliche Abklärung. Mit einer rechtzeitig eingeleiteten Förderung hat Ihr Kind bessere Chancen, bis zum Schulalter seinen Rückstand gegenüber Gleichaltrigen zumindest zum Teil aufzuholen.

Erste Anlaufstelle: der Kinderarzt

Einen Kinderarzt oder eine Kinderärztin suchen sich manche Eltern schon, bevor ihr Baby zur Welt kommt. Mit gutem Grund, denn gleich nach der Geburt geht es los mit einer Reihe von Vorsorgeuntersuchungen.

Die Neugeborenen-Erstuntersuchung und die Basisuntersuchung werden häufig noch in der Geburtsklinik vorgenommen. Darauf folgt in der vierten bis sechsten Lebenswoche die dritte Vorsorgeuntersuchung, die sogenannte U 3. Der Kinderarzt untersucht das Baby am ganzen Körper. Er achtet dabei unter anderem auf Körpersymmetrie, Motorik, Reflexe und Hörvermögen des Säuglings.

Motorik und Nervensystem, Bewegungsapparat und alle Organe einschließlich der Sinnesorgane spielen bei den nachfolgenden Vorsorgeuntersuchungen ebenfalls eine wichtige Rolle. Aber auch Fragen nach der geistig-emotionalen Entwicklung – und damit auch der altersgemäßen Sprachentwicklung – rücken immer stärker ins Blickfeld.

So weit, so gut. Doch dann werden die Abstände zwischen den Vorsorgeuntersuchungen allmählich größer. Zwischen der U 7, die im 21. bis 24. Lebensmonat ansteht, und der U 8, zwischen dem 43. und 48. Lebensmonat, liegen schon ganze zwei Jahre. Eine Zeitspanne, in der sich in der sprachlichen Entwicklung eines Kindes enorm viel tut – oder eben auch nicht!

Bei der U 7 erkundigt sich der Kinderarzt unter anderem, ob Ihr Kind altersgemäß spricht, zum Beispiel ob es schon Zweiwortsätze wie „Mama essen" gebraucht. Außerdem, ob das Sprachverständnis altersgemäß entwickelt ist, ob Ihr Kind beispielsweise einfache Aufforderungen befolgen kann. Auf einen Sprechtest wird er aller Wahrscheinlichkeit nach verzichten. So etwas klappt in diesem Alter in den seltensten Fällen.

Indes, wenn beim zweijährigen Kind die ersten Anzeichen einer Sprachstörung nicht erkannt werden, dauert es unter Umständen weitere zwei Jahre, bis endlich die notwendigen Fördermaßnahmen in die Wege geleitet werden können. Das ist viel kostbare Zeit, die ungenutzt verstreicht.

Im Zweifelsfall liegt es daher an Ihnen, die Initiative zu ergreifen. Wenn Ihr Gefühl deutlich etwas anderes sagt als die ärztlichen Befunde und Ratschläge, lassen Sie sich nicht beirren oder auf später vertrösten. Sollten Sie generell den Eindruck haben, bei Ihrem Kinderarzt oder Ihrer Kinderärztin kein rechtes Gehör zu finden, sehen Sie sich eventuell nach einer Alternative um.

Dieser Hinweis, aus dem man keine allgemeinen Schlüsse ziehen sollte, beruht auf einer persönlichen Erfahrung. Als ich vor Jahren feststellen mußte, daß unser Kinderarzt meine Sorgen, unseren damals zweijährigen Sohn betreffend, nicht ernstnehmen wollte, suchte ich kurzerhand einen anderen Arzt auf. Dort erging es mir leider ähnlich. Fast entmutigt probierte ich es auf Empfehlung bei einer dritten Adresse. Und siehe da – das brachte die erhoffte Wende. Der neue Kinderarzt nahm es mit den Untersuchungen sehr genau. Jetzt hatte ich das beruhigende Gefühl, daß meine Kinder in guter Obhut waren. Das bestätigte mir auch der wiederholte Hinweis des Arztes: „Bis zur nächsten Vorsorgeuntersuchung ist noch viel Zeit. Schieben wir doch lieber einen Termin dazwischen!“

In der Universitätsklinik

Wenn der Kinderarzt bei Ihrem Kind eine Sprachauffälligkeit festgestellt hat, wird er Sie für eine genaue Diagnose und zur Einleitung therapeutischer Maßnahmen sicher an eine entsprechende Adresse verweisen. Sie können aber, wenn Sie es für nötig halten sollten, auch selbst die Initiative ergreifen.

In vielen Universitätskliniken, aber auch in HNO-Kliniken gibt es Abteilungen, die sich mit Sprachstörungen befassen. Sie heißen meistens „Abteilung für Sprach- und Stimmstörungen“ oder „Abteilung für Phoniatrie und Audiologie (beziehungsweise Pädaudiologie)“. Dorthin können Sie sich wenden (Adressen finden Sie im Anhang). Hier wird eine Reihe von Untersuchungen meist an einem einzigen Tag durchgeführt, die ansonsten mehrere Termine in Anspruch nehmen würden.

HNO-ärztliche Untersuchung

Dazu gehört als erstes die schon erwähnte HNO-Untersuchung, für die man üblicherweise die Praxis eines Hals-Nasen-Ohrenarztes aufsuchen würde. Sie ist deshalb wichtig, weil gutes Hören eine wesentliche Voraussetzung für eine gesunde Sprachentwicklung ist. Anders ausgedrückt: Was ein Kind nicht richtig hört, kann es auch nicht richtig nachsprechen. Zum Beispiel kann das Trommelfell aufgrund einer Mittelohrentzündung geschädigt und dadurch das Hörvermögen beeinträchtigt sein. Das führt dann unter Umständen dazu, daß das Kind ähnlich klingende Wörter wie „waschen“ und „wachen“ oder „Becher“ und „Dächer“ nicht mehr unterscheiden kann. Der HNO-Arzt untersucht deshalb die Ohren, um zu sehen, ob das Trommelfell auf beiden Seiten intakt ist.

Außerdem werden die Artikulationswerkzeuge – Mund, Rachen und Nase – vom Arzt untersucht: Hat das Kind beispielsweise vergrößerte Mandeln oder Polypen, ist die Nasenatmung durchgängig? Mundmotorik und Nasenatmung spielen ebenfalls eine wichtige Rolle für richtiges Sprechen.

Audiologische Untersuchung

Als nächstes wird eine audiologische Untersuchung vorgenommen, um die Hörfähigkeit noch detaillierter zu überprüfen. Zum einen werden dabei objektive Hörprüfverfahren wie „Impedanzaudiometrie“ (Überprüfung des Drucks im Mittelohr und der Beweglichkeit des Trommelfells), „otoakustische Emissionen“ (Überprüfung des Funktionszustands des Innenohrs) oder „auditorisch evozierte Potentiale“ (Überprüfung von Reizreaktionen des Zentralnervensystems) eingesetzt. Solche Messungen tun nicht weh, und Ihr Kind muß dabei auch nicht aktiv mitarbeiten. Aber das Anbringen und Tragen der Meßsonden und das Stillsitzen empfinden kleine Patienten manchmal als ziemlich lästig.

Zum anderen werden subjektive Verfahren eingesetzt, bei denen das Kind aktiv mitarbeiten muß. Dazu gehört beispielsweise die sogenannte „Konditionierungsaudiometrie", bei der das Kind ein Geräusch einem zugehörigen Bild zuordnen soll. Ab einem Alter von etwa drei Jahren kann auch eine Hörprüfung ähnlich wie bei Erwachsenen durchgeführt werden: Das Kind muß angeben, wann es einen Ton hört.

Gewöhnlich werden sowohl subjektive als auch objektive Testverfahren eingesetzt. Im Zweifelsfall geben die Ergebnisse der subjektiven Audiometrie den Ausschlag.

Logopädischer Befund

Auch eine logopädische Untersuchung wird in der Klinik vorgenommen. Die Logopädin (beziehungsweise der Logopäde, den man allerdings relativ selten antrifft) wird zunächst versuchen, sich einen Gesamteindruck von Ihrem Kind zu verschaffen. Sie wird Ihnen dabei vermutlich eine Reihe von Fragen über seine bisherige Entwicklung und über Ihre familiäre Situation stellen. Außerdem wird sie die sprachlichen Leistungen des Kindes einzuordnen versuchen: Sie wird mit ihm spielen oder gemeinsam mit ihm ein Buch ansehen und dabei darauf achten, ob und wie gut das Kind in der Lage ist, sich sprachlich zu äußern.

Wenn Ihr Kind noch recht klein ist, kann es vorkommen, daß es mit den vielen Untersuchungen, die sich einschließlich Wartezeiten über mehrere Stunden hinziehen können, überfordert ist. Da wäre es sicher empfehlenswert, die Untersuchung auf mehrere Termine zu verteilen.

Ich kann mich noch gut erinnern, in welchem Zustand mein knapp dreijähriger Sohn und ich als anteilnehmende Mutter seinerzeit die Universitätsklinik verließen: Wir waren beide von der stundenlangen Anspannung schweißgebadet. Aber die Mühe hatte sich gelohnt. Mit dem HNO-, audiologischen und logopädischen Befund hatten wir endlich eine zuverlässige Aussage über den sprachlichen Entwicklungsstand unseres Jüngsten.

Welche Störungen der Sprachentwicklung gibt es?

Das vorliegende Buch konzentriert sich hauptsächlich auf das Problem Sprachentwicklungsstörung. Denn das Störbild ist in diesem Fall sehr komplex und erfordert gewöhnlich über eine logopädische Therapie hinaus noch weitere Fördermaßnahmen. Schätzungen zufolge sind fünf bis 20 Prozent aller Kinder von einer Sprachentwicklungsstörung betroffen. Das ist übrigens nicht dasselbe wie eine Sprachentwicklungsverzögerung, auch wenn die beiden Begriffe manchmal als Synonyme gebraucht werden. Die beiden folgenden Definitionen lassen den Unterschied deutlich werden (Stengel, von der Hude, Meiwald 2000, S. 37 und 38):

„Verläuft die Sprachentwicklung eines Kindes in allen Bereichen zwar in ähnlichen Schritten wie bei anderen Kindern, jedoch zeitlich verzögert, dann spricht man von einer *Spachentwicklungsverzögerung.*"

„Hat ein Kind eine Sprachverständnisstörung, einen eingeschränkten Wortschatz, eine fehlerhafte Aussprache, einen Dysgrammatismus und ist in seiner Entwicklung mindestens um ein halbes Jahr verzögert, hat es eine *Sprachentwicklungsstörung.*"

Dabei müssen die einzelnen Bereiche nicht in gleichem Maße betroffen sein. Bei dem einen Kind kann es sein, daß es nur eine geringfügige Zischlautstörung, jedoch große Probleme mit dem Sprachverstehen, dem Wortschatz und der Grammatik hat. Bei einem anderen liegt vielleicht nur eine leichte Einschränkung in Sprachverständnis und Grammatik vor, dafür sind der aktive Wortschatz und die Aussprache erheblich eingeschränkt.

Es ist auch möglich, daß die vier genannten Merkmale, die nachfolgend noch näher erläutert werden, nicht in Kombination, sondern isoliert auftreten.

Sprachverständnis

Ein Kind mit einem eingeschränkten Sprachverständnis ist häufig nicht in der Lage, die Bedeutung von Gehörtem, beispielsweise einer Aufforderung, zu verstehen.

Oft dauert es eine ganze Weile, bis ein solches Problem erkannt wird. Denn es gibt viele Situationen, in denen sich das Kind den Sinn des Gesagten aus dem Zusammenhang oder aus einer Geste erschließen kann und dann völlig angemessen reagiert. Sollte es aber doch einmal falsch reagieren, wird das von den Erwachsenen gern als Weigerung oder Trotzreaktion mißdeutet.

Wortschatz

Ein Kind, bei dem der aktive Wortschatz eingeschränkt ist, hat Schwierigkeiten, Dinge, die es kennt, richtig zu benennen. Dafür kann es verschiedene Gründe geben.

Meistens liegt die Ursache darin, daß das Kind weniger Wörter beherrscht als für sein Alter angemessen wäre. Es verwendet deshalb oft keine differenzierenden Wörter, sondern drückt sich in Überbegriffen aus: Das Wort „Haus“

gebraucht es beispielsweise auch für „Hütte“, „Garage“, „Zelt“ oder „Kirche“.

Ein Hinweis auf einen eingeschränkten Wortschatz kann auch sein, daß das Kind nahe beieinanderliegende Begriffe wie „Teller“ und „Tasse“ oder „Sonne“ und „Mond“ verwechselt.

Wenn das Kind unter einer Wortfindungsstörung leidet, hat es ein Wort, das es eigentlich schon kennt, im Bedarfsfall nicht parat. Folglich muß es sehr lange überlegen, bevor es sich äußern kann, oder es behilft sich mit Deuten und Gestikulieren oder mit einer Wortumschreibung.

Grammatik

Bildet das Kind Sätze mit fehlerhafter Grammatik, spricht man von einem *Dysgrammatismus*. Das ist beispielsweise der Fall, wenn das Kind häufig falsche Präpositionen gebraucht („Ich gehe bei Hause“), falsche Artikel verwendet („Da ist der Katze“), einzelne, für das Verständnis wichtige Wörter ausläßt („Uli Kuchen“), Vergangenheitsformen falsch bildet („Mama hat gehelft“) oder Schwierigkeiten mit dem Satzbau hat („Lena nicht Ball spielen mag“).

Artikulation

Wenn das Kind bestimmte Laute nicht richtig aussprechen kann und sie deshalb wegläßt, falsch bildet oder durch andere ersetzt, bezeichnet man das als *Dyslalie* oder Stammeln. Statt „Brot“ sagt das Kind zum Beispiel „Bot“ oder „Blot“, wenn es den Laut „r“ nicht bilden kann. Auch das Lispeln, bei dem das „s“ wie ein englisches „th“ gesprochen wird, fällt unter diese Kategorie.

Solche Schwierigkeiten gehören bis zu einem gewissen Alter zur normalen Sprachentwicklung. Wenn ein Kind also, um das Beispiel aus der Einleitung noch einmal zu verwenden, mit zweieinhalb Jahren „Mama söne Sue“ statt „Mama hat schöne Schuhe“ sagt, ist das völlig normal und dem Entwicklungsstand in diesem Alter entsprechend. Bei einem Fünfjährigen wäre es nicht mehr altersgemäß, sondern würde auf eine Sprachstörung hindeuten.

Weitere Sprachprobleme

Ergänzend sollen noch einige Sprachschwierigkeiten genannt werden, die nicht zu einer Sprachentwicklungsstörung gehören, aber trotzdem eine (logopädische) Therapie erfordern können.

- Wenn ein Kind beim Sprechen an einzelnen Silben oder Lauten hängenbleibt und sie mehrmals wiederholt, bevor es weitersprechen kann, stottert es („Ma-ma-mag nicht!“). Bei drei- bis fünfjährigen Kindern gehören stotterähnliche Sprechunsicherheiten allerdings zur normalen Sprachentwicklung und sollten möglichst nicht problematisiert werden. Sie geben sich nach einer gewissen Zeit von selbst.
- Wenn ein Kind so schnell und überstürzt spricht, daß es Silben oder ganze Wörter ausläßt oder verschluckt, nennt man das Poltern.
- Hört sich die Sprache eines Kindes wie eine Art Dauerschnupfen an („Ich böchte Barbelade“), dann näselt es.
- Kindliche Stimmstörungen schließlich äußern sich dadurch, daß das Kind ständig heiser ist oder eine unnatürliche Stimmlage (sehr hoch oder sehr tief) einnimmt.

3. Kapitel:

Logopädische Therapie – die Sprache entdecken

Nach einer genauen fachärztlichen Untersuchung haben Sie endlich eine Diagnose und können die eventuell notwendigen Schritte gezielt planen. Falls bei Ihrem Kind tatsächlich eine Sprachentwicklungsstörung oder eine andere Sprachbeeinträchtigung vorliegt, brauchen Sie sich über die als erstes anstehende Maßnahme jedenfalls nicht weiter den Kopf zu zerbrechen. Die Ärztin oder der Arzt wird Sie höchstwahrscheinlich an eine logopädische Praxis verweisen. Interessant ist aber sicher, schon vorab zu erfahren: Was wird da eigentlich gemacht?

Spielend sprechen lernen

Unter einer logopädischen Therapie stellen sich Eltern manchmal vor, daß dem Kind eine Art „Sprechunterricht" erteilt wird, also neue Wörter oder Sätze regelrecht mit ihm eingeübt werden. Manche sind dann überrascht, wenn sie zum ersten Mal eine Therapiestunde miterleben. Einige hegen sogar leise Zweifel, ob ihr Kind da überhaupt etwas lernt, denn – „es spielt ja bloß!"

Die Logopädin Charlotte Averdieck kennt diese Bedenken. Sie unterhält seit vielen Jahren eine Praxis zur Therapie von Stimm-, Sprech- und Sprachstörungen und weiß aus Erfahrung, warum man vor allem Kleinkinder vorwiegend spielerisch therapiert. Um das verständlich zu machen und um überhaupt zu zeigen, was bei der Therapie insbesondere einer Sprachentwicklungsstörung gemacht wird, schildert sie hier ein paar Beispiele zum Ablauf einer Behandlungsstunde. Die dabei genannten Altersangaben sollte man nicht falsch verstehen: Die jeweiligen Anforderungen richten sich in erster Linie nach dem Entwicklungsstand und nicht nach dem Alter des Kindes.

Die Puppe baden

„Bei einem etwa dreijährigen Kind – jüngere Kinder findet man ja noch kaum in logopädischer Behandlung – geht es vor allem darum, im Spiel die Sprechfreude zu wecken. Zum Beispiel beim Spiel mit Knete oder mit der Puppenküche. Oder wenn wir gemeinsam eine Puppe baden. Das kann man sich in etwa so vorstellen: Wir sitzen gemeinsam am Boden. Das Kind nimmt die Puppe und fängt an, sie auszuziehen. Wenn es ihr die Mütze vom Kopf zieht, sagt es vielleicht ‚Mütze', und ich bestätige: ‚Ja, du nimmst die Mütze ab.' Das heißt, daß ich alles, was das Kind tut und äußert, sprachlich begleite. Ich kann entweder *für* das Kind sprechen, wenn es selber nichts sagt oder noch nichts sagen kann, oder ich kann unvollständige Sätze, die das Kind von sich gibt, ergänzen. Damit will ich das Kind ermutigen, sein Handeln selbst zu kommentieren: ‚Ich ziehe das Kleid aus.' Wichtig ist, alles in kleinen, einfachen Sätzen zu benennen und häufig zu wiederholen. Außerdem kommt es bei einem solchen Spiel darauf an, daß ein gemeinsames Tun und ein gemeinsames Miteinandersprechen entsteht; daß das Kind mich als Kommunikationspartner wahrnimmt und einbezieht; daß es anfängt, Fragen zu stellen und auf Fragen zu antworten.

Im Spiel werden wichtige Erfahrungen gemacht: Die Badewanne, die wir gemeinsam tragen, ist schwer. Das Wasser ist warm. Die Mütze ist weich, der Pullover kratzig … In all diesen

Erfahrungen stecken (neue) Wörter, die ich dem Kind im Spiel anbiete. So kann es über das gemeinsame Tun und Handeln seinen Wortschatz und sein Sprachverstehen erweitern. Das ist wiederum die Voraussetzung dafür, daß sich die Sprache weiterentwickeln kann."

Ein wichtiger Bestandteil der logopädischen Therapie bei Dreijährigen sind auch Hör- und Horchspiele: Die Logopädin erzeugt Geräusche oder spielt sie auf einem Recorder ab, und das Kind soll erraten, was es war. Oder die Therapeutin versteckt eine Spieluhr, und das Kind versucht sie zu finden.

Auch Pustespiele (zum Beispiel Wattepusten oder ein Seifenblasenspiel) sind bei Kleinkindern wichtig, weil sie die Mundmotorik verbessern.

In der Therapie wird also über das Spiel viel mehr als nur das Sprechen angeregt: die Aufmerksamkeit und Konzentration, die Grob- und Feinmotorik, der Tastsinn und die Körperwahrnehmung (Näheres dazu in Kapitel 5 und 6).

Obstsalat zubereiten

„Auch bei Vierjährigen geschieht vieles übers gemeinsame Tun und Handeln – auf einem sprachlich etwas höheren Niveau. Beispiel: Wir machen einen Obstsalat. Als erstes überlegen wir, was für Obst es gibt und welche Früchte in den Salat kommen sollen. Manchmal verstecke ich das Obst in einem Sack und lasse das Kind fühlen und raten, was es sein könnte. Es geht dabei wieder darum, den Wortschatz zu erweitern. Dann kommt das gemeinsame Obstschneiden – das wieder Ansprüche an die Feinmotorik stellt – und dazu das sprachliche Kommentieren: ‚Ich schneide die Banane.' – ‚Die Kiwi ist ganz weich.' – ‚Ich schiebe die Obststücke in die Schüssel.' – ‚Ich rühre den Obstsalat um.'

Man kann die einzelnen Abschnitte des Vorgangs auch fotografieren und eine Fotogeschichte daraus machen, über die man hinterher gemeinsam spricht."

In diesem Alter werden auch gern Hörspiele eingesetzt. Hierbei geht es darum, feinere Geräusche voneinander zu unterscheiden und sich mehrere Dinge hintereinander merken zu können. Pustespiele für die Mundmotorik sind bei Vierjährigen nach wie vor unentbehrlich, und Konzentrationsspiele sowie Rhythmikangebote spielen ebenfalls eine wichtige Rolle.

Tiergeschichten

Ab einem Alter von etwa viereinhalb Jahren beginnt man in der logopädischen Therapie gezielt Laute anzubahnen:

„Ich erzähle zum Beispiel die Geschichte von der kleinen Maus, die Lokomotive fährt und dabei ‚sch-sch' macht. Der Laut wird also zuerst einmal isoliert geübt und stabilisiert. Als nächsten Schritt versuche ich, den Laut als Silbe einzuüben. Wenn es um den Laut ‚r' geht, erzähle ich zum Beispiel die Geschichte von fünf kleinen Raben, die Ra, Re, Ri, Ro und Ru heißen und gebe dem Kind immer wieder Gelegenheit, diese Namen auszusprechen. Wieder einen Schritt weiter versucht man, den betreffenden Laut am Wortanfang, in der Wortmitte oder am Wortende einzubauen. Und schließlich werden Sätze mit dem Laut gebildet. Sie sind anfangs noch ganz kurz, damit das Kind sich auf die richtige Aussprache konzentrieren kann. Von da ausgehend übt man in immer komplexeren sprachlichen Situationen, bis man bei einer normalen Unterhaltung angelangt ist.

Parallel dazu muß auch die Hörwahrnehmung für die Laute geübt werden. Das Kind lernt als erstes, den Laut – beispielsweise das ‚r' – von anderen Lauten zu unterscheiden. Auch das geht am besten mit einer kleinen Geschichte: Der Rabe bewacht einen Schatz, und immer wenn das Kind ein ‚r' hört, darf es sich einen Diamanten schnappen. Die Unterscheidung wird zuerst mit sehr unähnlichen und dann mit immer ähnlicheren Lauten geübt. Auf der nächsten Stufe lernt das Kind auf Wörter zu achten: Haben sie ein ‚r' oder nicht? Dafür schneidet man zum Beispiel Bilder aus und sortiert alle Dinge aus, die ein ‚r' haben. Wieder einen Schritt weiter soll das Kind lernen, bei anderen Personen Sprechfehler zu hören. Ich sage bewußt etwas Falsches (zum Beispiel ‚Loller' statt ‚Roller'), und das Kind darf mich korrigieren. Das macht natürlich viel mehr Spaß, als immer nur selbst korrigiert zu werden! Aber auf diese Weise lernt das Kind, bei anderen zwischen richtig und falsch zu unterscheiden und kann so auch leichter bei sich selbst lernen."

Begriffe erraten, reimen und klatschen

„Bei fünfjährigen Kindern ist allmählich an den bevorstehenden Schuleintritt zu denken. Wir machen also viele Spiele, die den Wortschatz und das Allgemeinwissen erweitern, zum Beispiel ‚Rategarten': Einer zieht eine Karte und beschreibt, was er auf dem Bild sieht. Der andere muß den Begriff anhand der Beschreibung erraten.

Auch in den Bereich des phonologischen Bewußtseins wird verstärkt hineingearbeitet. Das heißt, über das Lauschen und genau Hinhören soll das Kind seine Hörfähigkeit in bezug auf Sprache immer mehr verbessern. Es geht darum, daß es so etwas kann wie reimen, Silben klatschen, zusammengesetzte Wörter erfassen oder aus Einzelteilen neue Wörter zusammensetzen. Das sind wichtige Voraussetzungen fürs Lesen- und Schreibenlernen, genauso wie Konzentration und Merkfähigkeit, die bei solchen Spielen ebenfalls gefragt sind."

Lesen und schreiben

„Wenn das Kind schon in der Schule ist, beispielsweise in der zweiten Klasse, geht es in der logopädischen Therapie vor allem darum, das Lesesinnverständnis zu verbessern. Ich versuche dem Kind zu vermitteln, wie es sich Informationen aus geschriebener Sprache erarbeiten kann. Das ist wichtig, um zum Beispiel Textaufgaben lösen oder dem Sachkundeunterricht folgen zu können. Oft sind Kinder in der zweiten Klasse im Leseerwerb noch so reduziert, daß sie den Sinn von Geschriebenem gar nicht richtig erfassen können. Diese Fähigkeit versuchen wir in der Therapie zu fördern.

Außerdem lernt das Kind, seine Schreibfähigkeiten zu verbessern: etwas in einem Handlungsbogen zu erzählen, sich sprachlich auf wichtige Dinge zu konzentrieren, bei der Aufgabenstellung zu bleiben, nicht abzudriften. All das sind wichtige Voraussetzungen, beispielsweise fürs Aufsatzschreiben."

Ebenso ist es wichtig, die auditiven Fähigkeiten zu fördern. Über dieses Thema wird in den Kapiteln 5 und 10 noch ausführlich zu lesen sein. Vorerst nur so viel: Kinder mit Schwierigkeiten im Bereich der Hörwahrnehmung und Hörverarbeitung haben oftmals eine kürzere Konzentrationszeit, weil sie sehr viel Energie aufbringen müssen, um Informationen aufzunehmen. Sie haben daher meist Probleme, dem Unterricht zu folgen oder sich mündlich gestellte Hausaufgaben zu merken. Auch Lese-Rechtschreibprobleme können in Zusammenhang mit einer auditiven Wahrnehmungsstörung stehen.

Betroffene Kinder können durch eine logopädische Behandlung gefördert werden, wobei die Förderung der auditiven Fähigkeiten im Vordergrund steht. Mit solchen Kindern arbeitet Charlotte Averdieck gern in Gruppen. Das behütete Therapeut-Kind-Verhältnis wird aufgelöst, das

Kind lernt, sich mit seinen Altersgenossen auseinanderzusetzen und aus gestörten Verhaltensmustern herauszufinden.

Auch die Eltern können etwas tun

Zu Beginn einer logopädischen Therapie ist es manchmal empfehlenswert, daß ein Elternteil bei den Sitzungen mit dabei ist. Einem kleineren Kind kann es helfen, in der neuen Umgebung schneller Vertrauen zu schöpfen und Sicherheit zu gewinnen. Das Kind zu begleiten bedeutet jedoch nicht, daß sich die Mutter oder der Vater aktiv am Ablauf der Therapiestunde beteiligt. Die Eltern bleiben als stille Zuschauer stets im Hintergrund. Diese Rolle gibt ihnen reichlich Gelegenheit, sich von der Vorgehensweise der Logopädin einiges abzuschauen: Wie spielt die Logopädin mit dem Kind, wie spricht sie mit ihm? Wie kommentiert sie ihr Tun, welche Rückmeldungen gibt sie?

Später, wenn die Eltern bei den Therapiestunden nicht mehr anwesend sind, erhalten sie gewöhnlich am Ende der Sitzung eine kurze Zusammenfassung dessen, was in der Stunde gemacht wurde. Oft gibt die Logopädin auch Anregungen, was die Eltern selbst mit dem Kind zuhause machen können.

Das ist allerdings nicht als Aufforderung zu verstehen, die Therapie des Kindes nun selbst in die Hand zu nehmen. Von solchen Unternehmungen raten Logopäden generell ab. Statt dessen geht es darum, die Behandlung unterstützend zu begleiten, um zuhause einen möglichst günstigen Einfluß auf die (sprachliche) Entwicklung des Kindes auszuüben. Im folgenden möchte ich einige Anregungen von Charlotte Averdieck aufgreifen und näher ausführen.

Das eigene Sprachvorbild beachten

Achten Sie einmal ganz bewußt darauf, wie Sie sprechen: Langsam oder schnell? Kurz und prägnant oder in langen Schachtelsätzen? Klar und verständlich oder schlampig und undeutlich? Ersteres ist in jedem Fall die bessere Variante! Versuchen Sie auch folgende Anregungen umzusetzen:

- Wiederholen Sie häufig, was Sie sagen! Ein Kind mit einer Sprachentwicklungsstörung braucht wesentlich länger, bis es ein neues Wort erfaßt und in seinem Gedächtnis gespeichert hat.
- Kommentieren Sie Ihr Handeln! Genau wie die Logopädin im Spiel sollten Sie bei Alltagssituationen immer wieder die Gelegenheit wahrnehmen, Ihrem Kind Ihr Tun in kurzen, einfachen Sätzen zu erläutern: „Ich räume jetzt den Tisch ab." – „Ich ziehe eine Jacke an."

Rückmeldung: Ich habe verstanden

Wenn Ihr Kind etwas falsch ausdrückt – sei es auf Laut-, Begriffs- oder Grammatikebene –, halten Sie ihm den Fehler nicht vor. Damit setzen Sie es nur unnötig unter Druck. Wiederholen Sie statt dessen das Gesagte ohne Fehler. *Corrective feedback* nennt man diese Vorgehensweise, mit der Sie dem Kind zeigen können, daß Sie es ernst nehmen und bei dem, was es sagt, vor allem auf den Inhalt und nicht so sehr auf die Form achten. Stellen wir uns als Beispiel ein dreijähriges Mädchen (Andrea) mit ihrem Vater am Frühstückstisch vor:

Andrea: „Matebot haben."
Vater: „Du willst ein Marmeladebrot haben?"
Andrea: „Ja, Mate holen."
Vater: „Richtig, Marmelade muß ich noch holen!"

Gut zuhören

Um das *corrective feedback* richtig anwenden zu können, müssen Sie auch in der Lage sein, gut zuzuhören. Das ist gar nicht so einfach, wie es sich anhört. Es kostet viel Geduld und Zuwendung.

Wenn Ihr Kind beispielsweise Wortfindungsprobleme hat, kann es eine Weile dauern, bis es einen Satz zu Ende gesprochen hat. Lassen Sie es trotzdem ausreden!

Wenn Sie gerade mit etwas beschäftigt sind und Ihr Sprößling mitten in diese Tätigkeit mit einer Mitteilung hineinplatzt, werden Sie sich bei Ihrer Arbeit ungern unterbrechen lassen. Wenden Sie sich, wenn möglich, trotzdem Ihrem Kind zu, und hören Sie sich an, was es zu sagen hat.

Wenn sich Ihr Kind wegen seiner Sprachschwierigkeiten nicht deutlich ausdrücken kann, haken Sie nach, bis Sie den Sinn des Gesagten verstanden haben. Greifen wir dazu nochmals das Beispiel vom gemeinsamen Frühstück auf und führen es fort:

Andrea: „Mate holen."
Vater: „Richtig, Marmelade muß ich noch holen!"
Andrea: „Nein."
Vater: „Was denn, du willst doch keine Marmelade?"
Andrea: „Nein. Dea holen."
Vater: „Ach so, *du* willst die Marmelade holen. Also gut, dann hol sie mal!"

Wenn Sie gut zuhören und dabei auf das achten, was Ihr Kind Ihnen mitteilen will, wird die Kommunikation bald immer besser klappen.

Gemeinsam handeln

Nutzen Sie alltägliche Gelegenheiten, um Ihr Kind in Ihre diversen Tätigkeiten einzubeziehen. Oft neigen wir ja dazu, Dinge lieber allein zu erledigen, weil es dann viel schneller geht. Doch lassen Sie Ihren Nachwuchs sooft es geht mitmachen, und stellen Sie ihm Aufgaben, die ihm viele Sinnesreize (siehe Seite 55f) und neue Erfahrungen bieten können: gemeinsam den Tisch decken, das Bett frisch beziehen, ein Geschenk basteln, die Blumen gießen, das Gemüsebeet umstechen ...

Sprache entwickelt sich vielfach aus Erleben und Handeln. Über das Greifen lernt das Kind zu begreifen. Und um etwas zusammenhängend erzählen zu können, muß es erst einmal die Handlungsabfolge kennen.

Keine Reizüberflutung

Achten Sie nicht zuletzt auf eine ruhige Umgebung, setzen Sie Ihr Kind keiner akustischen Dauerberieselung aus. Wenn ständig der Fernseher, das Radio oder der CD-Player läuft, verliert Ihr Kind zunehmend das Interesse und die Fähigkeit, sich auf ein bestimmtes akustisches Ereignis zu konzentrieren.

Ausgewählte Cassetten mit Hörspielen und Kinderliedern sind dagegen gut geeignet, Kinder sprachlich zu fördern und sinnvoll zu beschäftigen. Geschichten fesseln die Aufmerksamkeit und regen die Phantasie an, beschwingte Lieder laden zum Mitsingen und zur Bewegung ein.

So kommt Ihr Kind zur logopädischen Therapie

Logopäden können nur auf ärztliche Verordnung tätig sein. Sie brauchen also erst einmal eine Verordnung, damit Ihre Krankenversicherung die logopädische Therapie für Ihr Kind übernimmt. Wie im vorigen Kapitel schon beschrieben wurde, wird Ihre erste Anlaufstelle vermutlich der Kinderarzt sein. Es kann aber auch Ihr Hausarzt, ein HNO-Arzt oder ein niedergelassener Phoniater (ein Facharzt, der auf Stimm-, Sprach- und Sprechstörungen spezialisiert ist) sein. Nicht zu vergessen die schon erwähnte Möglichkeit, Ihr Kind in der Universitätsklinik vorzustellen.

Nicht unnötig Zeit vergeuden

Wenn ein Kind relativ früh in einer logopädischen Praxis vorgestellt wird, bedeutet das nicht, daß zwangsläufig eine Therapie gemacht wird. Bei Kleinkindern geht es zunächst oft nur darum, die Eltern zu sensibilisieren und ihnen Anregungen zu geben, wie sie ihr Kind im Alltag fördern können. Dann werden in regelmäßigen Zeitabständen Kontrollen gemacht, um zu sehen, wie sich das Kind weiterentwickelt, und um beurteilen zu können, ob eventuell doch eine Therapie nötig ist.

Sie brauchen also keine Befürchtung zu haben, daß Sie womöglich zu früh die Initiative ergreifen. Im Gegenteil, nichts sollte Sie daran hindern, sich rechtzeitig Gedanken zu machen und auf einer genauen Abklärung zu bestehen.

Bis vor einiger Zeit war es eher so, daß zu langes Zuwarten und Sich-vertrösten-lassen nachteilige Folgen haben konnte. Denn allerorten bestand früher das gleiche Problem: erhebliche Wartezeiten bis zum Beginn der logopädischen Therapie. Das hat sich inzwischen deutlich gebessert, zumindest in den Ballungszentren, wo die Dichte der niedergelassenen logopädischen Praxen größer geworden ist. Doch je weiter man sich von den größeren Städten entfernt, desto häufiger trifft man das altbekannte Problem noch an: Wartezeiten von bis zu eineinhalb Jahren!

Denken Sie im Interesse Ihres Kindes nicht zuletzt daran, daß eine logopädische Therapie – gerade bei der Komplexität einer Sprachentwicklungsstörung – geraume Zeit braucht, bis sie richtig greift. Warten Sie also nicht zu, bis sich die Sprachprobleme Ihres Kindes womöglich auch auf seine sozial-emotionale Entwicklung auswirken. Kinder mit Sprachschwierigkeiten machen im Kindergarten manchmal leidvolle Erfahrungen. Sie werden gehänselt oder ausgelacht, wenn sie sich nicht mitteilen können oder nicht verständlich sprechen. Bei einem sensiblen Kind kann das zu Leidensdruck und einem Störungsbewußtsein führen. Mit der Folge, daß es immer gehemmter und unsicherer wird.

4. Kapitel

Wie geht es weiter?

Nehmen wir einmal an, Ihr Kind ist nun seit einiger Zeit in logopädischer Therapie, und plötzlich taucht die Frage auf, ob man noch eine oder auf lange Sicht sogar mehrere andere Fördermöglichkeiten ins Auge fassen sollte. Diese Aussicht wird Sie angesichts des zu erwartenden Aufwands vielleicht wenig begeistern. Lassen Sie sich die Frage dennoch durch den Kopf gehen, und sprechen Sie mit der Logopädin und dem Arzt Ihres Kindes.

Auch ein Kinderpsychiater kann helfen

Hier bietet sich eine Möglichkeit der ärztlichen Diagnose an, die bisher noch nicht erwähnt wurde: Sie können sich auch an einen Kinder- und Jugendpsychiater wenden. Vielleicht finden Sie diesen Hinweis merkwürdig, weil Sie denken: „Mein Kind ist doch nicht psychisch krank!"

Kinder- und Jugendpsychiater sind jedoch – anders als der Begriff vermuten läßt – nicht nur darauf spezialisiert, seelische Erkrankungen und Verhaltensstörungen zu behandeln. Sie befassen sich vielmehr mit allen Arten von Entwicklungsstörungen. Sie erstellen eine Diagnose und darauf aufbauend einen Therapieplan und können Ihnen damit Wege für eine sinnvolle Förderung Ihres Kindes aufzeigen. Das bedeutet, daß Sie in regelmäßigen Abständen Kontrolltermine wahrnehmen sollten, damit der Kinderpsychiater die Fortschritte Ihres Kindes überprüfen und gegebenenfalls weiterführende Maßnahmen einleiten kann. Er wird Ihnen im jeweiligen Fall auch eine entsprechende ärztliche Verordnung oder eine ärztliche Bescheinigung zur Vorlage bei der Krankenversicherung oder beim zuständigen Jugendamt ausstellen (siehe auch Seite 82).

Wichtige Kriterien für Ihre Entscheidung

Sie selbst spielen bei der Entscheidung für oder gegen fragliche Fördermaßnahmen für Ihr Kind ohne Zweifel die Hauptrolle. Da kann es nur von Vorteil sein, wenn Sie über die bestehenden Möglichkeiten gut informiert sind.

Damit jedoch nicht vorneweg ein falscher Eindruck entsteht: Wenn es um die Frage nach der optimalen Förderung geht, zählt nicht das Motto „Viel hilft viel". Im Gegenteil, es würde vermutlich eher schaden als nützen, einem Kind allzu viele Therapien aufzubürden. Die Anregungen, die dieses Buch enthält, dienen in diesem Sinne nur zur besseren Orientierung. Sie sollen Ihnen helfen, die verschiedenen Förderangebote besser einzuschätzen und eine gute Auswahl zu treffen.

Manche der erwähnten Methoden sind Ihnen vielleicht fremd. Eventuell haben Sie gegen die eine oder andere auch Vorbehalte, zum Beispiel weil Ihre Vorstellung von Behandlungsmethoden die Möglichkeiten der sogenannten „alternativen Heilweisen" nicht mit einschließt. Die Bewertung kann nur Ihnen überlassen bleiben. Sie sollen jedoch wissen, daß ich alle Möglichkeiten, die in diesem Buch genannt sind, sorgfältig geprüft habe. Ich stütze mich dabei zum einen auf eigene Erfahrungen, zum anderen auf Informationen, die mir Eltern und Pädagogen, Ärzte und Therapeuten in ausführlichen Gesprächen vermittelten.

Das bedeutet nicht, daß jede der genannten Fördermaßnahmen auch für die spezielle Situation Ihres Kindes in Frage kommt. Die Entscheidung, welche besser und welche weniger geeignet ist, hängt vielmehr von verschiedenen Voraussetzungen ab.

Was braucht das Kind wirklich?

Da ist zuerst einmal die Frage, welche Art von Sprachbeeinträchtigung vorliegt und welche Ursachen es dafür geben könnte. Dies muß durch die genaue fachärztliche Diagnostik geklärt werden. Dabei ist allerdings auch Ihre Sicht von Interesse. Schließlich kennen Sie Ihr Kind am besten. Sie können Beobachtungen anstellen, die dem Arzt selbst bei einer eingehenden Untersuchung nicht möglich sind. Von daher sind Sie ein wichtiger Ansprechpartner, wenn es um die Entscheidung für oder gegen eine in Frage kommende Therapie geht. Das dürfen Sie sich ruhig sagen, falls Sie sich über Gebühr scheuen, dem Arzt gegenüber einen eigenen Standpunkt zu vertreten.

Andererseits ist es für uns Eltern, die wir über das erforderliche Fachwissen nicht verfügen, manchmal schwer nachvollziehbar, warum unser Kind ausgerechnet diese oder jene Förderung bekommen soll. Was hat beispielsweise Ergotherapie mit Sprachförderung zu tun? Oder warum sollen wir unser Kind zweimal wöchentlich zur heilpädagogischen Förderung bringen?

Wenn solche Fragen auftauchen, sollten wir es uns ruhig gestatten nachzuhaken und uns den Zusammenhang erklären lassen. Schließlich wollen wir ja auch beurteilen können, ob die vorgesehene Maßnahme für unseren Nachwuchs die richtige ist. „Es kann nicht schaden" wäre als Argument wohl etwas zu dürftig.

Lohnt sich der Aufwand?

Auf der anderen Seite können manchmal rein praktische Überlegungen den Ausschlag geben. Sind der Weg, den Sie regelmäßig zurücklegen, und die Zeit, die Sie aufwenden müssen, für Sie und Ihr Kind zumutbar? Oder ist von vornherein abzusehen, daß der Aufwand auf lange Sicht Ihre Kräfte übersteigt? Manchmal kann es allein nach diesem Gesichtspunkt sinnvoll sein, auf eine bestimmte Therapie zu verzichten und statt dessen eine geeignete Alternative zu wählen, die auf Dauer weniger strapaziös ist.

Eine Rolle spielt außerdem die Kostenfrage. Denn nicht jede der in den folgenden Kapiteln vorgestellten Fördermaßnahmen und Therapien wird automatisch von den Krankenkassen oder gegebenenfalls vom zuständigen Jugendamt übernommen.

Ist das Kind mit Spaß dabei?

Ist die Entscheidung für eine bestimmte Förderung dann gefallen, stellt sich die Frage: Geht das Kind auch gerne hin? Diese Überlegung mag seltsam klingen – sofern man der Meinung ist, daß man als Erwachsener ja wohl am besten weiß, was für den Nachwuchs gut und richtig ist. Trotzdem kann es sein, daß nicht alles so läuft wie geplant und man vor dem Behandlungstermin unvermittelt ein Drama erlebt: Das Kind weint, sträubt sich oder verwickelt seine Eltern in einen endlosen Machtkampf, nur um dem bevorstehenden Ereignis zu entrinnen.

Gewiß, niemand läßt sich gern auf dem Kopf herumtanzen. Aber vielleicht hat der Widerstand des Trotzkopfs ja doch seine Gründe. Haben Sie daran gedacht, Ihr Kind auf die neue Situation ausreichend vorzubereiten? Oder könnte es sein, daß es Angst hat, weil es nicht weiß, was es erwartet? Vielleicht stimmt aber auch die Chemie zwischen dem Therapeuten und Ihrem Kind nicht – wenn Sie einen guten Draht zu ihm oder ihr haben, muß das ja nicht für Ihr Kind gelten. Oder Ihr Kind ist einfach genervt, weil es mitten am Nachmittag aus dem schönsten Spiel gerissen wird und nicht einsieht, warum es ausgerechnet jetzt in die Therapiestunde gehen soll.

Versuchen Sie, die Ursache für seinen Widerstand herauszufinden und entsprechende Konsequenzen zu ziehen. Führen Sie ein ruhiges Gespräch mit Ihrem Kind, und helfen Sie ihm, seine Ängste abzubauen. Überlegen Sie, welche Tageszeiten am ehesten für eine Therapiestunde in Frage kommen und welche nicht. Oder wechseln Sie, wenn es wirklich nötig sein sollte, auch ruhig den Therapeuten. Die Mühe lohnt sich! Mit Spaß an der Sache ist der Erfolg der Therapie schon fast garantiert.

Stehen die Eltern dahinter?

Vielleicht liegt der Fall aber genau umgekehrt: Ihr Kind geht freudig zur Therapie – und Sie haben Magenschmerzen dabei. Auch dafür mag es vielerlei Gründe geben. Vielleicht kommen Sie mit dem Therapeuten nicht klar und können deshalb die Anweisungen nicht umsetzen, die er Ihnen zur Therapiebegleitung mit auf den Weg gibt. Oder Sie haben Vorbehalte gegen die Therapie, weil Sie sie nicht selbst befürwortet haben, sondern der Arzt sie Ihrem Kind gewissermaßen auferlegt hat. Solche Gefühle sollten Sie auf keinen Fall verdrängen, denn Kinder haben dafür eine feine Antenne. Pädagogen und Therapeuten weisen immer wieder darauf hin, wie wichtig es für den Erfolg einer Fördermaßnahme ist, ob die Eltern dazu stehen können oder nicht.

Soweit zwei Partner für die Erziehung des Kindes verantwortlich sind, sollten sich nach Möglichkeit auch beide einig sein. Es ist wenig hilfreich, wenn ein Partner die beschlossene Maßnahme boykottiert, sich darüber lustig macht oder versucht, das Kind seinen eigenen Vorstellungen entsprechend umzustimmen. Solche Widersprüche bringen das Kind nur in Zwiespalt und können eventuell den Erfolg der Therapie gefährden.

Alles der Reihe nach

Als wäre das alles nicht schon kompliziert genug, ist es immer noch nicht damit getan, eine optimale Einzelentscheidung zu treffen. Ebenso wichtig ist es, die geplanten Maßnahmen in einen günstigen Ablauf zu bringen.

Weder zu viel noch zu wenig, lautet die Devise. Eine einzelne oder zwei parallel laufende Fördermaßnahmen, das ist sicher vernünftig und sinnvoll. Weniger günstig dürfte es sein, über einen begrenzten Zeitraum hinweg drei, vier Termine pro Woche anzusetzen und darauf zu hoffen, daß das Kind danach austherapiert ist.

Kalkulieren Sie in Ihre Planung auch etwas Zeit für Therapiepausen ein. Sie sind wichtig und nötig, damit das Kind neu Gelerntes verarbeiten und umsetzen kann.

Last but not least sollten Sie wissen, welche Maßnahmen vordringlich sind und welche sich eventuell auf später verschieben lassen. Auch in dieser Hinsicht können Ihnen die folgenden Kapitel hoffentlich einen Anhaltspunkt geben.

5. Kapitel:

Mit allen Sinnen begreifen

„Das Holz ist alt und glänzt silbergrau. Es läßt sich betasten und streicheln, bis es leise zu summen beginnt. Meta lauscht dem Gesumm und lehnt die Wange gegen die gewölbten Bretter. Zartes rauhes Streicheln und Wärme, die unter die Haut dringt. Sie fängt an das Holz abzuschlecken; es schmeckt vertraut und ein wenig bitter."

MARLEN HAUSHOFER
Himmel, der nirgendwo endet

Zum Einstieg in dieses Thema möchte ich von einer Erfahrung berichten, die wir mit Robert, unserem Erstgeborenen, gemacht haben.

Robert war von klein auf ein gewieftes, cleveres, aufgewecktes Kerlchen. Allerdings zeigte er schon früh gewisse Eigenheiten, die uns Eltern etwas verwunderten: Als Baby war er nicht gekrabbelt, sondern so lange auf dem Bauch gerobbt, bis er stehen und laufen konnte. Mit zwei Jahren machte er extreme Fremdelphasen durch: Wenn er einen Fremden auch nur von weitem sah, geriet er in höchste Panik. Außerdem war er überaus lärmempfindlich und reagierte auf schrille Töne geradezu hysterisch. Und ausgerechnet solche Dinge, die jedes andere Kind in höchste Wonne versetzen – nämlich barfuß über die Wiese zu laufen, mit Sand und Wasser zu matschen, ja sogar geknuddelt und im Arm gehalten zu werden – versuchte er tunlichst zu vermeiden.

Als sein kleiner Bruder Paul ungefähr ein Jahr alt war, wurde es mit Robert, dem mittlerweile Vierjährigen, eine Zeitlang recht schwierig. Er war reizbar und jähzornig und benahm sich sowohl Fremden als auch Bekannten gegenüber des öfteren „daneben“. Wir hielten das für Eifersucht auf den Kleinen, der als wonniges Baby überall im Mittelpunkt stand. Aber so sehr mein Mann sich bemühte, den Großen unter seine Fittiche zu nehmen und einen Ausgleich zu schaffen – an der Situation ließ sich kaum etwas ändern.

Bis eines Tages die Gruppenleiterin in Roberts Kindergarten auf mich zukam und mir in einem Gespräch eröffnete: „Ich habe Robert in letzter Zeit ein wenig genauer beobachtet und glaube, er hat Wahrnehmungsstörungen.“

Wahrnehmung und sensorische Integration – was ist das?

Den Ausdruck „Wahrnehmungsstörungen“ hörte ich damals zum ersten Mal. Kein Wunder, zu diesem Zeitpunkt war der Begriff außerhalb von Fachkreisen kaum jemandem bekannt. Doch bevor wir zu den Störungen kommen, zuerst einmal die Frage: Was ist Wahrnehmung?

Unter Wahrnehmung, so heißt es in der Fachliteratur, versteht man die Aufnahme von Reizen durch die Sinnesorgane, ihre Weiterleitung zum Gehirn und ihre Verarbeitung im Gehirn.

Schon wieder ein Begriff, der einzuordnen ist: Sinnesorgane – beziehungsweise Sinne. Aber damit sind wir endlich beim Ansatz.

Daß der Mensch über sieben Sinne verfügt, wissen wir

unter anderem aus der Redewendung „alle sieben Sinne beisammen haben". Genau genommen handelt es sich um den Hautsinn (Tastsinn), die Gleichgewichtssinne (Lage-, Dreh- und Bewegungssinn), den Muskel- und Stellungssinn, den Geruchssinn, den Geschmackssinn, den Gehörsinn und den Gesichtssinn. Alle Sinne sind schon bei der Geburt mehr oder weniger ausgebildet, müssen sich aber danach noch weiter ausdifferenzieren. Und nicht nur das – sie müssen auch „lernen", für komplexere Anforderungen optimal zusammenzuwirken. Das Zusammenspiel der Sinne bezeichnet man als sensorische Integration.

Was Wahrnehmung mit Sprache zu tun hat

Die störungsfreie Verarbeitung von Sinnesreizen (Wahrnehmung) und ihre Verknüpfung zu einer Ganzheit (sensorische Integration) sind die Grundlage für alle motorischen, geistigen und seelischen Entwicklungsprozesse. Wenn bei einem Kind die Wahrnehmung in einem oder in mehreren Bereichen gestört ist, kann sich das durch verschiedenste Entwicklungsauffälligkeiten bemerkbar machen. Unter anderem durch motorische Ungeschicklichkeit, erhöhte Reizbarkeit, außergewöhnliche Ängstlichkeit oder – eine Störung der Sprachentwicklung.

Bleiben wir gleich bei der Sprache. Gewiß hat jeder von uns schon einmal beobachtet, wie still ein kleines Kind werden kann, wenn es einen unbekannten Gegenstand zum ersten Mal in der Hand hält. Wie es seine ganze Aufmerksamkeit auf das Objekt richtet, die Welt um sich herum vergißt und versucht, das Ding mit allen Sinnen zu „be-greifen". Um sich einen sprachlichen Begriff, wie zum Beispiel „Seife", aneignen zu können, muß das Kind ihn tatsächlich erst einmal mit allen Sinnen erfaßt haben. Mit dem Gesichtssinn erfaßt es die Größe, Form und Farbe der

Seife. Es wiegt das Seifenstück in den Händen und erkundet mit dem Haut-, Muskel- und Gleichgewichtssinn seine längliche Form, die glatte, geschmeidige Oberfläche und das Gewicht. Dann taucht es die Seife ins Wasser und macht die Erfahrung, daß sie ihm plötzlich durch die Finger flutscht. Es versucht sich die Hände einzuseifen und nimmt mit seinem Gehörsinn das glitschende Geräusch wahr. Mit dem Geruchssinn stellt es fest: Die Seife duftet wunderbar. Und ganz in kleinkindlicher Manier wird auch der Geschmackssinn nicht ausgelassen und die Seife schließlich in den Mund gesteckt. Um festzustellen: Sie schmeckt widerlich!

Der Sprachbaum

Professor Dr. Wolfgang Wendlandt hat in seinem Buch „Sprachstörungen im Kindesalter" die Entwicklung der Sprache anschaulich mit einem Baum verglichen. Die Baumkrone mit ihren Ästen und Zweigen steht für die ausgebildete Sprache mit ihren Bereichen Wortschatz, Artikulation und Grammatik. Der Baumstamm repräsentiert die Grundlage für Sprache, nämlich Sprachverständnis und Sprechfreude. Unter der Erde befinden sich die Wurzeln, die dem Baum Wasser und Nährstoffe zuführen und ihm Halt im Boden geben. Sie sind wichtig, damit sich aus der kleinen Pflanze ein starker Baum mit einer ansehnlichen Krone entwickeln kann. Als die wichtigsten Wurzeln der Sprachentwicklung bezeichnet Wolfgang Wendlandt: Schreien und Lallen, Hören, Sehen, Tasten, Bewegung, die sozialemotionale Entwicklung, die geistige Entwicklung und die Hirnreifung.

Dieses Bild macht deutlich: Zu den wesentlichen Voraussetzungen für eine gesunde Sprachentwicklung zählt die Funktionsfähigkeit der Sinne. Hier bestätigt sich nochmals, was im Kapitel über die logopädische Therapie schon angeklungen ist. Eine sinnvolle Behandlung von Sprachstörungen kann nicht ausschließlich bei der Sprache ansetzen. Es müssen auch die Grundvoraussetzungen für Sprache – die Wurzeln des Sprachbaums – mit einbezogen werden. Zum besseren Verständnis lohnt es sich, einige dieser Wurzeln, das heißt einzelne Bereiche der Wahrnehmung, etwas näher kennenzulernen.

Auditive Wahrnehmung

Das Wort „auditiv“ bedeutet „das Gehör betreffend“. Auditive Wahrnehmung ist jedoch mehr als reines Hören. Der Begriff bezeichnet vielmehr den komplexen Vorgang vom Eintreffen eines akustischen Signals im Ohr über seine Weiterleitung durch die Hörnerven ins Gehirn bis hin zur dortigen Verarbeitung und der entsprechenden Reaktion.

Wenn bei einem Menschen die auditive Wahrnehmung einwandfrei funktioniert, ist er nicht nur imstande, Laute und Geräusche wahrzunehmen. Er ist unter anderem auch in der Lage, aus einer Geräuschkulisse (Stimmengewirr, Straßenlärm) bestimmte Töne herauszufiltern, zum Beispiel die Stimme der Mutter oder des Vaters, sowie Laute voneinander zu unterscheiden (etwa den Unterschied zwischen „Bach“ und „Dach“ zu hören). Zur intakten auditiven Wahrnehmung gehört außerdem die Fähigkeit, eine Geräuschquelle zu identifizieren (jemand spielt Flöte), sie zu orten (die Flöte ertönt im Flur) und die Richtung ihrer Fortbewegung (die Melodie wandert vom Flur ins Freie) zu bestimmen. Und nicht zuletzt gehört dazu die Fähigkeit, auditive Signale richtig zu deuten (Tellerklappern signalisiert: der Tisch wird gedeckt) oder einen Rhythmus zu erfassen (bei einem Lied im Takt mitzuklatschen).

Wie häufig Störungen der auditiven Wahrnehmung bei Kindern vorkommen, darüber gibt es keine gesicherten Erkenntnisse. Einer Schätzung zufolge sind etwa 15 Prozent aller Kinder betroffen. Experten gehen jedenfalls davon aus, daß bei 60 bis 70 Prozent aller Kinder mit einer Lese-Rechtschreibschwäche auditive Wahrnehmungsstörungen zugrunde liegen.

Visuelle Wahrnehmung

„Visuell" bedeutet „das Sehen betreffend". Doch auch die visuelle Wahrnehmung ist, über das reine Sehen hinaus, an verschiedenen Fähigkeiten festzumachen.

Die *Wahrnehmung der Formkonstanz* ist die Fähigkeit, ein Objekt an seinen charakteristische Eigenschaften zu erkennen, egal welche besondere Form, Farbe oder Größe es hat, aus welchem Material es besteht oder aus welcher Perspektive man es betrachtet. Ein Auto erkennt man demnach sofort als Auto, ganz gleich, ob es sich um ein Cabriolet, einen Kleintransporter oder ein Spielzeug aus Plastik handelt.

Die *visuelle Figur-Grund-Wahrnehmung* ermöglicht es dem Kind, ein wichtiges Objekt oder eine Person aus einem unwichtigen Hintergrund oder einer Kulisse herauszuheben, zum Beispiel seine Eltern auf einem Gruppenfoto zu erkennen oder in einem Bilderbuch immer wieder die Hauptfigur zu finden.

Räumliches Orientierungsvermögen ist die Fähigkeit, sich selbst in der räumlichen Beziehung zur Umgebung, zu Personen oder Gegenständen wahrzunehmen: darüber-darunter, davor-dahinter, rechts-links.

Als *visuo-motorische Koordination* wird die Fähigkeit beschrieben, das Sehen mit einer Körperbewegung zu koordinieren, also beides gleichzeitig stattfinden zu lassen: Das Kind gießt Wasser in ein Glas und achtet darauf, daß es nicht überläuft. Oder es malt mit einem Buntstift eine Fläche aus und versucht dabei, nicht über die Konturen hinauszumalen.

Visuo-motorische Übertragung nennt man die Fähigkeit, aus einer Beobachtung die richtige Handlung abzuleiten. Der Vater führt vor, wie man einen Papierflieger faltet, das Kind macht es richtig nach. Die Mutter legt den Finger auf den Mund, und das Kind weiß, es soll jetzt ganz leise sein.

Taktil-kinästhetische Wahrnehmung

Von besonderer Bedeutung ist die Zusammenarbeit der drei sogenannten Grundsinne, zu denen der Hautsinn, der Gleichgewichtssinn und der Muskel- und Stellungssinn gehören. Man bezeichnet sie als *taktil-kinästhetische Wahrnehmung*. Sie gilt als grundlegende Voraussetzung für jede Art von Motorik.

Zum Beispiel die Handmotorik: Um aus einer Knetmasse Kugeln oder Rollen zu formen, muß ein Gespür für das Material vorhanden sein und der Krafteinsatz richtig dosiert werden.

Oder die Mundmotorik: Ein Glas Wasser an die Lippen zu setzen und daraus zu trinken, ohne daß etwas danebenläuft, bedeutet, daß die Rückmeldungen aus Haut- und Muskelsinn der Lippen richtig verarbeitet werden und daß die entsprechenden Reflexe und der Gleichgewichtssinn intakt sind.

Oder die Körperkoordination: Um ein Dreirad fahren zu können, muß der Haut- und Muskelsinn, der Gleichgewichtssinn und der koordinierte Einsatz von Armen und Beinen richtig funktionieren.

Die taktil-kinästhetische Wahrnehmung spielt bei allen Unternehmungen und Erfordernissen des Alltags eine wichtige Rolle. Nur wenn die Grundsinne gut zusammenarbeiten, können scheinbar banale Tätigkeiten wie Kleidung zuknöpfen oder einen Reißverschluß hochziehen gelingen. Auch um auf einen Baum zu klettern (Äste umklammern – sich hochziehen – das Gleichgewicht halten) ist ein stimmiges Zusammenwirken von Hautsinn, Muskel- und Stellungssinn sowie der Gleichgewichtssinne nötig.

Die Verknüpfung der Sinneserfahrungen

Obwohl die Sinnessysteme schon bei der Geburt ausgebildet sind und funktionieren, können sie sich nur durch Übung weiterentwickeln und lernen, optimal zusammenzuarbeiten. Dabei hat es keinen Wert, die Sinne einseitig und isoliert zu trainieren. Eine permanente Musikberieselung etwa führt nicht zu einer verbesserten auditiven Wahrnehmung – höchstens zu einer Reizüberflutung und zu Konzentrationsstörungen.

Eine isolierte Verarbeitung von Sinneseindrücken ist ohnehin kaum möglich. Denn bei allen Sinneserfahrungen, die wir machen, werden immer mehrere Wahrnehmungsbereiche gleichzeitig angesprochen. Das ist in den vorausgehenden Abschnitten schon angeklungen und soll anhand von zwei Beispielen noch einmal verdeutlicht werden.

- Ein Baby hört die Stimme seiner Mutter: Augenblicklich dreht es den Kopf und sucht sie mit den Augen. – In dieser Situation wird nicht nur die auditive Wahrnehmung angesprochen, sondern auch die visuelle Wahrnehmung (mit den Augen suchen), die Gleichgewichtssinne (Kopf drehen) und der Muskel- und Stellungssinn (Kopf halten).

- Das Baby trinkt an Mutters Brust. – In diesen Vorgang können alle sieben Sinne einbezogen sein: der Geschmacks- und der Geruchssinn, der Hautsinn (von der Mutter gehalten werden, an der Brust saugen), die Gleichgewichtssinne (Körperlage), der Muskel- und Stellungssinn (Körperhaltung, Saugbewegungen), der Gesichtssinn (Blickkontakt zur Mutter) und der Gehörsinn (die Stimme der Mutter hören).

Was auf Störungen hindeuten kann

Wahrnehmungsstörungen treten bei etwa 15 Prozent aller Kinder auf, Jungen sind häufiger betroffen als Mädchen. Die Störungen zu erkennen kann schwierig sein, weil ihre Erscheinungsformen oft zu falschen Schlüssen verleiten. Gebärdet sich ein Junge zum Beispiel aggressiv, wertet man das gern als geschlechtstypische Draufgängerei. Verhält sich ein Mädchen ängstlich und zurückhaltend, wird es als besonders brav gelobt. Motorische Ungeschicklichkeit wird häufig mit Unachtsamkeit verwechselt, Teilleistungsschwächen in der Schule, wie zum Beispiel Legasthenie, werden als Faulheit abgetan.

Oft dauert es daher bis zum Schulalter, bis Störungen der Wahrnehmung – wenn überhaupt – endlich erkannt werden. Dabei wäre es schon im Kindergartenalter möglich, die entsprechenden Entwicklungsauffälligkeiten richtig einzuordnen, eine genaue Beobachtung und einen geschulten Blick vorausgesetzt. Kinder sind sehr geschickt darin, ihre Defizite zu kaschieren oder durch besondere

Fertigkeiten zu kompensieren. Um so wichtiger ist es, die möglichen Anzeichen für Wahrnehmungsstörungen zu erkennen: Auffälligkeiten in der Bewegung, im sozialen Verhalten, in der Sprache, in den emotionalen Äußerungen, im Spielverhalten.

Im folgenden werden einige Situationen aus dem Kindergartenalltag herausgegriffen, an denen sich – natürlich nur mit entsprechender Kenntnis – eventuelle Wahrnehmungsstörungen festmachen lassen (vgl. Pfluger-Jakob 2001, S. 17, 44, 51).

Anzeichen für eine Störung der auditiven Wahrnehmung

- Die Kinder sitzen im Stuhlkreis. Die Erzieherin liest ihnen das Märchen vom Froschkönig vor. Fabian hört ein paar Minuten aufmerksam zu und beginnt dann dazwischenzufragen: „Was hat der Frosch dann gemacht (als die Prinzessin mit dem goldenen Ball weggelaufen ist)?“ – „Warum ist der Frosch auf den Fisch (statt Tisch) gehüpft?“ Wenig später scheint Fabian das Interesse zu verlieren. Er fängt an Faxen zu machen und lenkt damit die anderen Kinder ab. Die Erzieherin wird ärgerlich und schimpft ihn.

Bei Fabian ist die Fähigkeit, Geräuschkulissen auszublenden und sich auf ein akustisches Ereignis zu konzentrieren, beeinträchtigt. Deshalb machte es ihm Mühe, der Geschichte zu folgen. Nach einigen Minuten wird ihm das Zuhören zu anstrengend, er verliert den Faden und sucht sich eine neue Beschäftigung.

Anzeichen für eine Störung der visuellen Wahrnehmung

- Die Erzieherin schaut zusammen mit Sophie ein Bilderbuch an: Der kleine Hund Struppi auf dem Bauernhof. Bei jeder Seite fragt die Erzieherin: „Wo ist Struppi? Kannst du ihn entdecken?“ Sophie kreist mit dem Zeigefinger, deutet wahllos auf eins der abgebildeten Tiere und beginnt die Melodie von Old MacDonalds Bauernhof zu trällern.

Bei Sophie ist die visuelle Figur-Grund-Wahrnehmung (siehe Seite 58) beeinträchtigt. Sie kann den Hund vor dem Hintergrund der einzelnen Szenen nicht erkennen. Durch Singen versucht sie von ihrem Mißerfolg abzulenken.

Anzeichen für eine Störung der taktil-kinästhetischen Wahrnehmung

- Die Kinder sollen ein Bild mit Fingerfarben malen. Lukas will nicht mitmachen, nur widerwillig läßt er sich überreden. Beim Malen taucht er nur mit einer Fingerspitze in die Farbe ein und rubbelt sich nach jedem Strich den Finger mit einem Tuch ab. Sein Gesichtsausdruck zeigt deutlich, daß ihm das Ganze keinen Spaß macht. Nach kurzer Zeit geht er zum Händewaschen und weigert sich danach beharrlich, weiterzumalen. Die anderen Kinder sagen, er sei ein Spielverderber.

Lukas reagiert überempfindlich auf Reize, die über den Hautsinn aufgenommen werden. Auch sein Muskelsinn ist offenbar irritiert: Weiche, fließende Materialien flößen ihm Unsicherheit ein. Er meidet sie, weil sie ihm keine Festigkeit und klaren Informationen vermitteln können – und nicht, weil er ein Spielverderber ist.

Wahrnehmungsstörungen erkennen und behandeln

Wenn ein Kind Auffälligkeiten zeigt, die auf Störungen der Wahrnehmung hindeuten, sollte man das möglichst durch einen Neurologen abklären lassen. Häufig gehen Eltern, deren Kind sich auffällig verhält, erst einmal zu einer Erziehungsberatungsstelle. Das ist ebenfalls zu empfehlen, denn hier bekommt man geeignete Adressen für eine Diagnose und gegebenenfalls für eine Therapie.

Therapie – und wenn ja, welche?

Je nachdem, in welchem Ausmaß und welchen Bereichen ein Kind Wahrnehmungsstörungen hat, können gezielte Fördermaßnahmen sinnvoll sein: zum Beispiel eine heilpädagogische Förderung (siehe Kapitel 6), Ergotherapie (siehe Kapitel 7), Psychomotorik (siehe Kapitel 8), Rhythmik (siehe Kapitel 9) oder Audio-Psycho-Phonologie (siehe Kapitel 10). Manchmal hilft es aber auch schon, unter den Sportangeboten, die es in erreichbarer Nähe gibt, etwas Geeignetes auszuwählen: zum Beispiel Judo, Schwimmen oder Reiten zur Verbesserung der taktil-kinästhetischen Wahrnehmung.

Je früher die Förderung beginnt, desto besser. Denn allgemein heißt es, daß sich Störungen der Wahrnehmung bis zum Alter von etwa sieben, acht Jahren am besten beeinflussen lassen.

Alltagserfahrungen für die Sinne

Auch zuhause im familiären Alltag können Sie Ihrem Kind viele Möglichkeiten bieten, die Sinne anzuregen und die Wahrnehmung zu schulen.

Nachdem mir Roberts Erzieherin damals von ihren Beobachtungen erzählt hatte, drückte sie mir die Adresse einer Familientherapeutin in die Hand, die sich auf die Beratung von Eltern wahrnehmungsgestörter Kinder spezialisiert hatte. Diese konnte anhand einer Reihe von Tests bestätigen, daß bei Robert die taktil-kinästhetische Wahrnehmung in einigen Bereichen beeinträchtigt sei. Weil die Beeinträchtigungen ihrer Einschätzung nach nicht allzu dramatisch waren, riet sie fürs erste von therapeutischen Maßnahmen ab. Dafür gab sie mir eine Reihe von Übungen mit auf den Weg, die wir zu Hause spielerisch in den Alltagsablauf einbauen sollten. Die meisten waren speziell auf Roberts Bedürfnisse zugeschnitten und sollen hier nicht näher erläutert werden. Es waren aber auch einige allgemein verwertbare Anregungen dabei, die ich an dieser Stelle gern weitergebe.

- Versuchen Sie, kürzere Wege, zum Beispiel zum Einkaufen oder zum Kindergarten, mit Ihrem Kind möglichst nicht im Auto, sondern zu Fuß zurückzulegen. Das kostet zwar Zeit – aber für Ihr Kind ist es eine Zeit voll spannender Erlebnisse. Anstatt die Umgebung am Autofenster vorbeirauschen zu sehen, kann es in ruhigen Seitenstraßen auf dem Bordstein balancieren, über Pfützen springen, seine Schritte dem Muster der Pflastersteine anpassen. Und ganz nebenbei macht es sich seine Umgebung vertraut und lernt, sich darin besser zurechtzufinden.

  Dazu hilft auch ein kleines Spiel: Lassen Sie Ihr Kleines doch mal die Führung übernehmen, und tun Sie so, als wüßten Sie den Weg nicht. Ihr Kind wird sicher Spaß daran haben, Ihnen zu zeigen, wo es lang geht.

- Das Kinderzimmer muß keine perfekte Wohn- und Spielwelt darstellen. Im Gegenteil, vorgefertigte Spiellandschaften verlieren nur allzu schnell ihren Reiz.

  Ein Tobe-Pool voller bunter Plastikbälle ist gewiß etwas Tolles – kostet aber Platz und Geld. Die Alternative: Machen Sie doch zusammen mit Ihrer Familie einen Herbstspaziergang. Nehmen Sie einen großen Korb oder ein paar Plastiktüten mit und sammeln Sie so viele Kastanien, wie Sie finden können. Die lassen Sie ein wenig in der Sonne trocknen, damit sie nicht so leicht schimmeln, und füllen sie dann in eine Babywanne oder ein leeres Planschbecken. Und fertig ist der „Bälle-Pool“ – ein ganz besonderes Erlebnis für den Hautsinn und die Körperwahrnehmung. In den Kastanien läßt es sich nicht nur wunderbar „baden“, man kann auch kleine Dinge darin verstecken und das Kind mit den Händen suchen lassen (ein Tip für den Kindergeburtstag!).

  Wählen Sie Spielsachen generell danach aus, wieviel sie an Sinnesreizen zu bieten haben. Große Bausteine, die das Kind mit der ganzen Hand umschließt, sind für die Körperwahrnehmung sicher besser als winzige Plastikteilchen, die es nur mit dem Pinzettengriff aufnehmen kann.

- Wenn Sie am Wochenende etwas mit Ihrem Nachwuchs unternehmen wollen, muß es nicht unbedingt ein teurer Erlebnispark sein. Auch ein Waldspaziergang kann ein unvergleichliches Erlebnis sein – für alle Sinne. Weitab vom Mief der Auto- und Industrieabgase können Sie einmal wieder richtig durchatmen und reine, würzige Waldluft schnuppern. Lassen Sie Ihr Kind nach Lust und Laune über Gräben springen, über liegende Baumstämme balancieren, auf Bäume klettern. Stellen Sie ihm kleine Aufgaben: „Was meinst du, welcher Baum ist weiter von der Bank entfernt, die kleine Tanne oder die große Fichte?"

Nutzen Sie auch kleine Ruhepausen zwischendurch. Sitzen Sie still beisammen, und horchen Sie mit geschlossenen Augen: Hören Sie und Ihr Kind die Geräusche des Waldes? Wer macht sie, woher kommen sie, in welche Richtung bewegen sie sich?

Den Wald kann man übrigens nicht nur hören, sehen und riechen. Man kann ihn auch fühlen – zum Beispiel wenn man barfuß läuft. Nehmen Sie Ihr Kind an der Hand, und lassen Sie es barfuß mit geschlossenen Augen laufen. Wie fühlt sich das an: die Fichtennadeln und Tannenzapfen, das Moos und die Grasbüschel auf dem weichen, federnden Waldboden ...?

6. Kapitel:

Ergotherapie – die Motorik verbessern

> *„John Franklin war schon zehn Jahre alt und noch immer so langsam, daß er keinen Ball fangen konnte."*
>
> STEN NADOLNY
>
> *Die Entdeckung der Langsamkeit*

Mit dem Thema Wahrnehmung soll es in diesem Kapitel noch ein wenig weitergehen. Denn jetzt wird eine Therapie beschrieben, die sehr viel mit gezielter Wahrnehmungsförderung zu tun hat: die Ergotherapie.

Zuvor gibt es, ergänzend zu Kapitel 5, allerdings noch einige Störungen zu nennen, die im Zusammenhang mit Wahrnehmungsproblemen stehen können.

Tonusstörungen

Mit dem Begriff Tonus ist die Grundspannung der Muskulatur gemeint, die es uns ermöglicht, uns gegen die Schwerkraft aufzurichten und uns zu bewegen. Der Tonus wird über die taktil-kinästhetische Wahrnehmung beeinflußt, also über das Zusammenwirken von Hautsinn, Muskelsinn und den Gleichgewichtssinnen. Ist eines dieser Sinnessysteme beeinträchtigt, kann das eine Tonusstörung zur Folge haben.

Wenn der Tonus zu hoch ist

Kinder mit einer zu hohen Grundspannung der Muskulatur fallen dadurch auf, daß sie ungelenkig, steif und verkrampft wirken. Ihre Bewegungen sind langsam und unharmonisch. Rhythmische Bewegungen, wie zum Beispiel der Hampelmannsprung, und schnelle Bewegungen, wie sie beim Laufen, Hüpfen oder Ballfangen erforderlich sind, fallen ihnen sichtlich schwer oder sind ihnen gänzlich unmöglich.

Kinder mit einem erhöhten Muskeltonus versuchen außerdem, feinmotorischen Anforderungen nach Möglichkeit aus dem Weg zu gehen, weil sie sich dabei sehr anstrengen müssen und schnell ermüden. Basteln, Handarbeiten, Schönschreiben – all das bereitet ihnen aufgrund ihrer verkrampften, angespannten Haltung große Mühe und wird deshalb tunlichst vermieden.

Wenn der Tonus zu niedrig ist

Eine zu niedrige Grundspannung der Muskulatur bezeichnet man als Hypotonie. Ein hypotones Kind fällt durch seine schlaffe Körperhaltung, sein plumpes Gangbild und seine langsamen, schwerfälligen Bewegungen auf. Bewegungen, die Schwung und Muskelkraft erfordern, kann es nicht über einen längeren Zeitraum ausführen: Klettern, Schaukeln, Treppen hinaufflitzen.

Auf eine rasche Bewegung oder Gleichgewichtsverlagerung kann das hypotone Kind nicht schnell genug reagieren. Deshalb meidet es zum Beispiel Spiele, bei denen es einen Ball fangen oder zurückschmettern muß. Es fällt auch häufig hin, wenn es ins Stolpern gerät, weil die nötigen Ausgleichsbewegungen nicht rechtzeitig erfolgen.

Genau wie beim zu hohen bereitet auch beim zu niedrigen Tonus das Schreiben Schwierigkeiten. Dem Kind fehlt das Gefühl für die richtige Stifthaltung und Kraftdosierung. Die fehlende Muskelspannung versucht es durch verstärkten Krafteinsatz von Hand, Arm und Schulter auszugleichen. Das kann schnell zu Verspannungen und Ermüdungserscheinungen führen.

Koordinationsstörungen

Von Koordination war im vorigen Kapitel schon die Rede. Unter diesem Begriff versteht man das integrative Zusammenspiel von Muskeln und Körperteilen, um bestimmte Körperbewegungen zu ermöglichen. Ein Beispiel dafür ist der koordinierte Einsatz von Armen und Beinen beim Schwimmen, Fahrradfahren, Klettern oder Schaukeln. Oder die Fähigkeit, mit einzelnen Körperteilen (zum Beispiel Händen oder Fingern) isolierte Bewegungen auszuführen, die ein harmonisches Ganzes ergeben sollen, wie es beim Handarbeiten oder beim Musizieren mit Instrumenten der Fall ist.

Wenn bei einem Kind die Koordination der Hände gestört ist, zeigt sich das unter anderem daran, daß es Schwierigkeiten mit praktischen Alltagserfordernissen hat: Schuhe binden, Knöpfe oder Reißverschlüsse auf- und zumachen, den Schraubdeckel einer Flasche öffnen.

Ist die auditiv-motorische Koordination beeinträchtigt, so fällt es dem Kind schwer, einen Rhythmus zu erfassen und ihn in Bewegung umzusetzen. Bei einer Störung der visuo-motorischen Koordination (siehe auch Seite 58f) ist die Fähigkeit, Bewegungsabläufe durch visuelle Informationen zu kontrollieren (sich das Glas eingießen, ohne daß etwas überläuft), eingeschränkt.

Probleme der Lateralität und Dominanz

Koordinierte Bewegungen sind nur möglich, wenn beide Hirnhälften optimal zusammenarbeiten. Allerdings werden die Sinneseindrücke in einer der beiden Hirnhälften bevorzugt verarbeitet; diese Bevorzugung bezeichnet man als Lateralität. Dominanz hingegen ist die Bevorzugung entweder der linken oder der rechten Körperseite bei der Ausführung von Bewegungen. Am deutlichsten ist sie daran zu erkennen, welche Hand bevorzugt zum Einsatz kommt – die linke oder die rechte. Links- beziehungsweise Rechtshändigkeit ist angeboren und sollte auf keinen Fall umgeschult werden.

Wenn ein Kind Probleme mit der Lateralität und Dominanz hat, macht es ihm sichtlich Mühe, Überkreuzungsbewegungen auszuführen, das heißt, die Körpermittellinie zu kreuzen. So gelingt es ihm beispielsweise nicht fließend, sich abwechselnd mit der rechten Hand aufs linke Knie und mit der linken Hand aufs rechte Knie zu klatschen.

Probleme mit der Lateralität und Dominanz lassen sich bis ins Babyalter zurückverfolgen. Überkreuzungsbewegungen werden in der Krabbelphase erlernt und eingeübt. Wenn diese Phase fehlt oder zu kurz ausfällt, können später Dominanzprobleme auftreten.

Überkreuzungsbewegungen sind bei vielen Alltagsanforderungen notwendig; nicht zuletzt beim Schreiben in der Schreibschrift, denn alle Buchstaben, die eine „Schleife" haben, beispielsweise b, e, f, l oder x, enthalten solche Bewegungen.

Störungen der Aufmerksamkeit und Konzentration

Im vorigen Kapitel ist es schon einige Male angeklungen: Wahrnehmungsprobleme stehen häufig in Zusammenhang mit Aufmerksamkeits- und Konzentrationsstörungen.

Erinnern wir uns noch einmal an das Beispiel auditive Wahrnehmung (Fabian und das Märchen vom Froschkönig, siehe Seite 62): Eine intakte auditive Figur-Grund-Wahrnehmung ist die Voraussetzung dafür, daß ein Kind einer Erzählung über längere Zeit folgen kann und sich dabei nicht ablenken läßt.

Ähnlich verhält es sich mit der visuellen Wahrnehmung: Wenn ein Kind an einer Fußgängerampel steht und bei Grün nicht losgeht, muß das nicht heißen, daß es mit seinen Gedanken woanders ist. Es kann auch daran liegen, daß bei ihm die visuo-motorische Übertragung (siehe Seite 59) beeinträchtigt ist und es das Signal nicht als Aufforderung zum Gehen versteht.

Oder die taktile Wahrnehmung: Ein Kind, das überempfindlich auf taktile Reize (Hautreize) reagiert, kann sich bei einer Aufgabe sicher nur schlecht konzentrieren, wenn sein Pulli kratzt oder der Hemdkragen scheuert.

Wenn ein Kind aufgrund von Wahrnehmungsstörungen seine Aufmerksamkeit nicht längere Zeit auf eine bestimmte Sache richten kann, nützt es meistens herzlich wenig, auch noch mit stereotypen Sprüchen nachzuhelfen, etwa in der Art „Nun reiß dich doch endlich zusammen!“ oder „Du könntest schon, wenn du wolltest!“. Wichtig ist vielmehr, den Ursachen auf den Grund zu gehen und an ihnen zu arbeiten. Genau das geschieht in der Ergotherapie.

Was hat das Kind bloß?

Zur Ergotherapie kommen vorwiegend Kinder, die Probleme mit der Motorik haben oder andere Auffälligkeiten im Zusammenhang mit Wahrnehmungsstörungen zeigen: Verhaltensauffälligkeiten, Aufmerksamkeits- und Lernstörungen, Beeinträchtigungen des Sehens und Hörens oder emotionale Störungen. Der Zusammenhang mit Wahrnehmungsstörungen ist vielen Eltern dabei gar nicht klar. Sie fragen sich nur: „Warum ist mein Sohn so unruhig, so unkonzentriert, so überempfindlich?" – „Warum ist meine Tochter so kraftlos, ungeschickt und träge?" – „Was hat das Kind denn bloß?"

Das Aufnahmegespräch

Um die genauen Ursachen für die Entwicklungsauffälligkeiten des Kindes herauszufinden, führen Ergotherapeuten als erstes ein ausführliches Gespräch mit den Eltern. Darauf sollten Sie vorbereitet sein. Die Fragen, die Ihnen gestellt werden, sind ziemlich detailliert und gehen bis in die Schwangerschaft und Babyzeit zurück.

Zunächst fragen die Ergotherapeuten nach Komplikationen in der Schwangerschaft und bei der Geburt und Schwierigkeiten in der frühen Entwicklung. War Ihr Kind ein Schreibaby? Hatte es in den ersten Lebensjahren eine schwere Krankheit? Wie reagierte es auf Berührung, auf optische oder akustische Reize? Mit welchem Alter wurde es sauber?

Dann wird der aktuelle Zustand abgefragt. Wie ist die Motorik des Kindes: Bewegt es sich eher ängstlich oder waghalsig, zappelig oder träge? Ist Ihr Kind ungeschickt? Kann es radfahren, schaukelt es gerne? Ist es Links- oder Rechtshänder?

Wie reagiert Ihr Kind auf Berührungsreize? Auf neue Kleidung? Hat es Hautprobleme oder Allergien? Welche Ernährungs- und Schlafgewohnheiten hat es?

Zeigt das Kind Stereotypien wie Daumenlutschen oder Nägelkauen? Hat es Ängste? Wie weit ist es in seiner Sprachentwicklung? Wie verhält es sich im Kontakt mit Erwachsenen und mit anderen Kindern: beim Spielen, im Kindergarten oder in der Schule ...?

Motoriktests

Mit der Fragenliste ist erst Teil eins der Anamnese abgeschlossen. Jetzt folgt Teil zwei: Die Ergotherapeuten führen mit dem Kind zu Beginn der Therapie eine Reihe von Tests durch, um Grob- und Feinmotorik, Koordination, Gleichgewicht und die räumliche Wahrnehmung zu prüfen. Dazu zwei Beispiele.

Um zu sehen, wie gut der Gleichgewichtssinn funktioniert, soll sich das Kind mit geschlossenen Augen hinstellen und die Arme waagrecht und parallel vor sich ausstrekken. Oder es soll auf einer geraden Linie vorwärts und rückwärts balancieren (Strichgang).

Um die Handkoordination und Feinmotorik zu testen, erhält das Kind die Anweisung, nacheinander alle Finger einer Hand mit dem Daumen zusammenzuführen: Zeigefinger – Mittelfinger – Ringfinger – kleiner Finger – Ringfinger – Mittelfinger – Zeigefinger.

Aus der Beobachtung, wie das Kind die Testübung ausführt, kann die Ergotherapeutin oder der Ergotherapeut viele Rückschlüsse ziehen: Ist das Kind in der Lage, verbale Anweisungen umzusetzen, weiß es, was es bei einer bestimmten Aufforderung zu tun hat? Oder muß ihm die Übung vorgeführt werden, braucht es vielleicht sogar die Führung des Therapeuten? Wie geschickt oder ungeschickt führt es die jeweilige Testübung aus? Wirkt es dabei angestrengt, versucht es, jede Bewegung mit der Zunge oder mit der Hand unterstützend zu begleiten?

Spielen, fühlen und gestalten

Nun geht es in die eigentliche Therapie. Um zu zeigen, wie das ablaufen kann, gestattet uns die Ergotherapeutin Grit Kurajew einen kleinen Einblick in ihre Arbeitsweise.

„Es kommt natürlich auf das jeweilige Kind an, wie die Therapie anläuft. Das eine findet sofort einen guten Draht zu mir, das andere ist eher scheu und sperrt sich. In diesem Fall stelle ich die Motoriktests lieber zurück und probiere erst einmal mit dem Kind zu spielen oder lasse es allein spielen, wenn es das möchte. Da kann man ja auch schon sehr viel beobachten: Welche Spiele sucht sich das Kind aus, welche meidet es? (Vermeidungstaktiken sind besonders aufschlußreich!) Wie spielt es? Wie lange und wie gut kann es sich konzentrieren?

In den ersten Therapiestunden versuche ich vor allem Spiele anzuregen, die am Boden oder am Tisch gemacht werden, damit ich mir die Feinmotorik des Kindes ansehen kann. Zum Beispiel Malen: Malt das Kind detailliert und sorgfältig, oder ist es nach ein paar Strichen schon fertig? Wenn das Kind einen Menschen malen soll, schaue ich genau: Ist das Ergebnis altersgemäß, sind alle wichtigen Körperteile vorhanden und richtig plaziert? Bei einem vierjährigen Kind ist ein Kopffüßler ganz normal, später sollte das Bild schon etwas detaillierter sein. Bei solchen Aufgaben bekomme ich wichtige Anhaltspunkte, wie es um die Körperwahrnehmung des Kindes bestellt ist."

Was spürst du?

Je nachdem, was die Ergotherapeutin in den ersten Therapiestunden beobachtet hat, setzt sie im weiteren Verlauf der Behandlung ihre Schwerpunkte.

„Wenn das Kind Probleme mit der taktilen Wahrnehmung hat, arbeite ich viel mit Berührungsreizen. Das Kind legt sich zum Beispiel auf den Boden und schließt die Augen. Dann nehme ich einen Gegenstand, lege ihn auf seinen Körper und frage: ‚Kannst du mir sagen, wo das liegt?' Oder ich setze an einzelnen Körperstellen Druckpunkte, und das Kind soll auf die Stelle zeigen, wo es berührt wurde.

Spannend ist auch das Suchen und Tasten mit den Händen: Ich verstecke ein kleines Spielzeug in einem Behälter voller Erbsen, und das Kind soll es finden, ohne hinzuschauen. Oder ich lasse das Kind mit geschlossenen Augen einen Gegenstand – zum Beispiel eine Büroklammer, einen Radiergummi oder ein kleines Spielzeugauto – fühlen, und es soll mir sagen, was das ist.

Eine weitere Möglichkeit ist das Malen in Sand. Ich setze dem Kind eine sandgefüllte Schublade vor und lasse es mit den Fingern ein Bild darauf malen. Das ist nicht nur gut für die taktile Wahrnehmung, sondern auch für die Koordination, wegen der fließenden Bewegungen."

Die liegende Acht

Der „Klassiker" zum Üben und Verbessern von Überkreuzbewegungen – und damit der Koordination – ist die liegende Acht, die nicht nur in der Kinesiologie und Lerngymnastik, sondern auch in der Ergotherapie eingesetzt wird. Sie fördert durch das Überkreuzen der Körpermittellinie die Integration der beiden Hirnhälften. Ein kleiner

Tip: Lassen Sie Ihr Kind, wenn es unkonzentriert und zappelig ist, vor den Hausaufgaben die liegende Acht nachfahren. Das geht so:

Auf ein mindestens DIN A4 großes Blatt wird eine Acht gemalt und im Querformat – also „liegend" – genau in Augenhöhe des Kindes an der Wand oder Tür befestigt. Das Kind streckt nun einen Arm waagrecht nach vorn und fährt mit dem Finger, beginnend in der Mitte, einige Male die liegende Acht nach. Die Augen sollen permanent der Handbewegung folgen, während der Kopf geradeaus gerichtet ist. Danach wird die Übung mit dem anderen Arm wiederholt.

Hab ich das nicht toll gemacht?

Genau wie das Kneten mit Knetmasse spielt in der Ergotherapie, vor allem bei größeren Kindern, das Basteln, Werken und Malen eine wichtige Rolle. Hierbei geht es, wie Frau Kurajew verrät, um die Verbesserung der Feinmotorik.

„Zuhause, im Kindergarten oder in der Schule meiden die Kinder solche Tätigkeiten ja meistens wegen ihrer feinmotorischen Probleme. Hier in der Praxis macht ihnen das Malen, Schneiden und Werken dagegen sehr viel Spaß. Ich versuche, mit einfachen Techniken etwas zu basteln, was schön aussieht und Eindruck macht. Und immer wieder erlebe ich dann, daß Mütter oder Väter am Ende der Stunde die fertige Bastelarbeit (zum Beispiel ein geflochtenes Körbchen) in die Hand nehmen und ungläubig staunend zu ihrem Kind sagen: ‚Das hast du doch nicht selbst gemacht!' Aber ja doch – und das Kind ist mächtig stolz darauf!"

Förderung zu Hause

Erfolgserlebnisse spielen eine wichtige Rolle in der Ergotherapie, weil sie motivieren und das Selbstwertgefühl steigern. An diesem Vorbild dürfen wir uns als Eltern ruhig orientieren. Trauen wir unserem Nachwuchs doch auch mal etwas zu! Das kann durchaus eine Aufgabe sein, die unserem Kind auf den ersten Blick gar nicht so reizvoll erscheint, zum Beispiel Einkaufen gehen, den Mülleimer hinaustragen oder den Mittagstisch decken. Aber Sie werden sehen, der Stolz auf die eigene Leistung wird überwiegen, und Ihr Kind kann obendrein einiges dazulernen. Beim Tischdecken bekommt es eine Mengenvorstellung: Wie viele Personen sitzen am Tisch, wie viele Teller, Gläser, Messer, Gabeln, Löffel muß ich also hinstellen? Beim Einkaufen lernt es, mit Geld umzugehen, sich Dinge zu merken oder systematisch den Einkaufszettel durchzugehen.

Verantwortung steigert das Selbstbewußtsein der Kinder, weil sie dabei die Erfahrung machen, daß sie etwas leisten können und zu etwas nütze sind. Kneifen Sie also besser die Lippen zusammen, wenn Ihnen der altbekannte Spruch zu locker sitzt: „Laß nur, das kannst du ja doch nicht!"

Mal ehrlich: Wie viele Male am Tag kommt es vor, daß Sie Ihrem Sprößling die Schuhe binden, die Jacke zuknöpfen, den Teller füllen oder das Glas eingießen, selbst wenn genügend Zeit wäre, daß Ihr Kind das selbst erledigt? Ich möchte mich da rückblickend nicht ausnehmen, kenne das kribbelnde Gefühl beim Anblick eines Dreikäsehochs, der sich quietschvergnügt ein Marmeladebrot schmiert und zweifellos in wenigen Augenblicken seine frisch gewaschene Kleidung verkleckert haben wird. Trotzdem: Lassen Sie Ihren Nachwuchs ruhig machen, wahrscheinlich klappt es besser, als Sie erwarten.

Überhaupt sollten wir lernen, unser Kind für seine Fortschritte öfter zu loben, auch wenn die eben vollbrachte Leistung vielleicht gar nicht in unserem Sinne war. „Es kann schon mal passieren, daß ein Kind Mamas neue, noch ungelesene Zeitschrift zerschneidet," sagt Grit Kurajew schmunzelnd. „Dann sollte die Mutter trotzdem versuchen, das Ganze positiv zu sehen und die feinmotorische Leistung ihres Kindes würdigen. Sie muß es ja nicht überschwenglich loben, aber eine Anerkennung kann sie ihm trotzdem aussprechen, ungefähr so: ‚Du hättest mich fragen können, ob ich die Zeitschrift schon gelesen habe. Aber mal abgesehen davon – das hast du wirklich toll ausgeschnitten!'"

Viele Ergotherapeuten sind sich darin einig, daß eine Behandlung dann am erfolgversprechendsten ist, wenn auch die Eltern einbezogen sind und zum Gelingen der Therapie beitragen. Das bedeutet aber nicht, daß die Eltern nun anfangen sollen, mit ihrem Kind zuhause zwanghaft zu üben. Auf keinen Fall sollten Sie auf Ihr Kind Druck ausüben, es zum Schneiden, Basteln oder Malen zwingen. Ergotherapie soll Spaß machen – und den soll Ihr Kind nicht gleich wieder verlieren.

Verschiedene Therapieformen

In der Ergotherapie kommen gewöhnlich die verschiedensten Übungsgeräte wie Schaukel, Hängematte, Rollbrett, Pedalo, Ball oder Bällebad und Materialien wie Holz, Ton, Farben, Stein oder Textilien zum Einsatz. Die Ausstattung der ergotherapeutischen Praxen ist meistens sehr gut auf die Bedürfnisse von Kindern zugeschnitten. So erklärt es sich, warum sich die Ergotherapie in gewissen Bereichen mit der Krankengymnastik überschneidet – zum Beispiel bei der Behandlung von Tonusstörungen, die eigentlich vorrangig Sache der Krankengymnastik wäre. Es gibt bisher nicht allzu viele Krankengymnasten, die in ihrer Praxis für die Behandlung von Kindern eingerichtet sind.

In der Ergotherapie wird nach verschiedenen Konzepten gearbeitet. Da gibt es zum Beispiel die sensorische Integrationstherapie nach Jean Ayres, die ihren Schwerpunkt auf die Verknüpfung der Sinneswahrnehmungen legt (siehe Seite 60). Es gibt die Wahrnehmungsförderung nach Marianne Frostig oder Félicie Affolter, das Bobath-Konzept (zur Behandlung von Bewegungsstörungen aufgrund einer Schädigung des Zentralen Nervensystems; es wird auch in der Krankengymnastik angewendet), die Gestaltungstherapie und diverse weitere Konzepte. Alle zusammen bilden den Grundstock, auf dem die Ergotherapeuten – bei jeweils individueller Gewichtung oder Spezialisierung – ihre Behandlungsmethoden aufbauen.

So kommt Ihr Kind zur Ergotherapie

Genau wie für die logopädische Therapie ist auch für die Ergotherapie eine ärztliche Verordnung erforderlich, damit sie von der Krankenversicherung erstattet werden kann. Sie brauchen also einen überweisenden Arzt – zum Beispiel den Kinderarzt oder Hausarzt –, der bei Ihrem Kind die Diagnose stellt und ihm eine ergotherapeutische Behandlung verordnet. Beachten Sie dabei, daß die Rezepte nur 14 Tage gültig sind. Die Wartezeiten bis zum Therapiebeginn können dagegen recht lang sein. Sie sollten sich deshalb erst ein Rezept ausstellen lassen, wenn der Beginn der Behandlung unmittelbar bevorsteht.

7. Kapitel:

Heilpädagogik – sich selbst erfahren

Ein sonniger Tag im Oktober. Ich gehe mit Paul das erste Mal zu einem Kinderpsychiater. Das hat mir die Logopädin empfohlen, weil sie glaubt, daß bei Paul außer einer Sprachentwicklungsstörung noch andere Entwicklungsverzögerungen vorliegen könnten. Nach der strapaziösen Untersuchung in der Universitätsklinik bin ich froh, daß sich die Sache diesmal lockerer anläßt. In der Praxis des Arztes herrscht eine angenehme und freundliche Atmosphäre. Pauls anfängliche Scheu verfliegt rasch. Er verhält sich zwar schweigsam, läßt aber bereitwillig zu, daß der Arzt ihn gründlich untersucht. Dann bin ich an der Reihe, diverse Fragen zu beantworten, während mein Sohn fröhlich mit Bauklötzen spielt. Am Ende bestätigt der Kinderpsychiater, was die Logopädin vermutet hat. Er schlägt vor, es fürs erste mit einer heilpädagogischen Einzelförderung zu versuchen. Damit habe ich kein Problem. Doch dann fällt unvermittelt ein Wort, das mich heftig zusammenzucken läßt: „Behinderung".

Ganz benommen verlasse ich mit meinem Kind an der Hand wenig später die Praxis. Paul zieht kräftig an meinem Arm; es ist Mittag, und er hat in der Nähe ein Fastfood-Restaurant erspäht. „Hamburger!" bettelt er – erstaunlich, wie schnell ihm das Wort trotz seiner Artikulationsprobleme über die Lippen kommt. Ich tue ihm den Gefallen. Doch während mein Sohn genüßlich in seinen Burger beißt, laufen mir Tränen über die Wangen.

Wie Kinder heilpädagogische Hilfe bekommen

Diesen Vorfall habe ich deshalb erwähnt, weil es vielen Eltern, wie sich gleich herausstellen wird, ganz ähnlich ergeht. Daß solche Erfahrungen oft im Zusammenhang mit einer geplanten heilpädagogischen Maßnahme stehen, ist kein Zufall. Das hängt mit der Regelung für die Kostenerstattung zusammen. Eine heilpädagogische Förderung wird nämlich nicht von den Krankenkassen übernommen, sondern hier ist das Jugendamt zuständig. Die gesetzlichen Richtlinien verlangen als Voraussetzung für die Kostenerstattung allerdings den Nachweis, daß das betreffende Kind „behindert" oder „von Behinderung bedroht" ist.

Diesen Nachweis zu erbringen ist Aufgabe eines Kinderpsychiaters, einer neuropädiatrischen oder einer kinderpsychiatrischen Fachklinik. Wenn das Kind dort untersucht wird, geschieht das unter Berücksichtigung ganz bestimmter Aspekte: psychische Faktoren, mögliche Teilleistungsstörungen, Intelligenzentwicklung, medizinisch-körperliche Entwicklung, psycho-soziale Lebensumstände und eventuelle psycho-soziale Anpassungsschwierigkeiten.

Auf der Grundlage dieser Untersuchung wird ein Gutachten erstellt. Geht daraus zweifelsfrei hervor, daß das Kind im Vergleich zum Normalter einen Entwicklungsrückstand von mindestens sechs Monaten hat, können die Kosten für eine heilpädagogische Förderung vom Jugendamt übernommen werden.

Ein Begriff sagt nicht alles

So kam es, daß damals plötzlich ein Begriff im Raum stand, den wir bis dahin kaum mit unserer eigenen Situation in Verbindung gebracht hätten. Aber die Aufregung legte sich bald. Mein Mann und ich bestärkten uns gegenseitig in der Ansicht, daß nicht der Begriff das Entscheidende sei, sondern die Persönlichkeit. War unser Paul nicht ein fröhlicher, herzerwärmender Sonnenschein mit einem unwiderstehlichen Charme? Wir waren uns zudem sicher: In unserem Sohn steckten viele Talente und Fähigkeiten, auf die er momentan nur noch nicht zugreifen konnte. Mit einer guten Förderung aber würde Paul gewiß einen Weg finden, seine Fähigkeiten zu entfalten. Wie sich herausstellte, sollten wir völlig recht behalten.

Später, als uns das Wort „Behinderung“ gelegentlich wiederbegegnete (beispielsweise in der Bezeichnung „Kindergarten für Sprachbehinderte“ oder „Schule für Sprachbehinderte“), nahmen wir es kaum noch zur Kenntnis.

Heilsames Spielen

Die Heilpädagogin Marianne Mentzel hatte in ihrer Praxis schon oft mit Eltern zu tun, die ähnliche Erfahrungen wie wir gemacht haben. „Wenn Eltern zu mir zum Erstgespräch kommen, ist es meistens ein wichtiger Punkt, erst einmal zu klären, was in der Untersuchung bei ihrem Kind festgestellt wurde. Viele haben den Schock noch gar nicht richtig verdaut. Deshalb kommt es mir im Erstgespräch sehr darauf an, die Situation zu entschärfen. Ich versuche den Eltern klarzumachen: ‚Es ist noch längst nicht alles gelaufen. Wir stehen erst am Anfang!‘“

Das Schöne ist ja gerade, daß in der heilpädagogischen Förderung nicht die Defizite des Kindes im Vordergrund stehen, sondern seine Stärken. Heilpädagogik hat das Ziel, dem Kind Sicherheit und Selbstwertgefühl zu geben, ihm immer wieder zu bestätigen: Du bist, wie du bist, in Ordnung!

Dabei sollte man allerdings wissen, daß es kein einheitliches heilpädagogisches Konzept, sondern diverse Richtungen mit jeweils eigenen Schwerpunkten gibt: zum Beispiel eine an der Montessori-Therapie ausgerichtete Heilpädagogik, eine musiktherapeutisch oder eine psychomotorisch orientierte Heilpädagogik. Allen Konzepten gemeinsam aber ist als wesentlicher Bestandteil die Spieltherapie.

Sicher möchten Sie nun endlich erfahren, was in einer heilpädagogischen Förderstunde denn gemacht wird. Lassen wir dazu die Heilpädagogin Marianne Mentzel berichten, die uns den möglichen Ablauf anhand eines Beispiels in allen Details beschreibt.

Die Stunde beginnt

„Eine heilpädagogische Fördereinheit dauert 50 Minuten und ist in drei Abschnitte gegliedert. Der erste Abschnitt ist die Phase des Ankommens. Ich schaue mir das Kind an, um zu sehen: In welcher Verfassung ist es? Wie ist die Eltern-Kind-Interaktion? Wie gut ist das Kind in der Lage, sich von den Eltern zu lösen? Und wenn das Kind sich dann von Mutter oder Vater verabschiedet hat, braucht es erst einmal Zeit, sich auf mich einzustellen und mir von Neuigkeiten oder Erlebnissen zu berichten, die ihm wichtig sind."

Experimente mit dem Körper

„In der zweiten Phase geht es dann in die eigentliche Förderung. Viele Kinder, die zu mir kommen, haben Probleme mit ihrem Körperbewußtsein. Körperbewußtsein gliedert sich in drei Aspekte: *Körperimago* (wie sich der Körper anfühlt), *Körperschema* (wie sich der Körper automatisch verschiedenen Anforderungen und Gegebenheiten anpaßt) und *Körperbegriff* (was man über den

Körper weiß, nämlich daß der Mensch einen Kopf, zwei Arme und Beine etc. hat). Deshalb mache ich gern Spiele, mit denen die Kinder ihren Körper besser kennenlernen.

Das Kind legt sich zum Beispiel mit ganzer Länge auf eine Unterlage, etwa ein Stück Karton, und ich fange an, seinen Körper mit Seilen zu umlegen. Wenn ich fertig bin, steht es auf und schaut sich seine Körperumrisse an. Jetzt hat es eine Vorstellung: So groß bin ich. So viel Platz brauche ich. Das Ganze werde ich auch sprachlich begleiten, damit das Kind es mit den entsprechenden Begriffen erfassen kann.

Jetzt geht es weiter – das entstandene Gebilde wird mit Legematerial ausgestaltet: Wo sind die Augen? Wo sind die Ohren? So kann ich sehen: Hat das Kind proportionale Vorstellungen? Was nimmt es an sich wahr? Was ist ihm wichtig? Es gibt zum Beispiel Kinder, die lassen Augen oder Ohren oder Hände außer acht. Das sind für mich wichtige Beobachtungen, auf die ich in späteren Einheiten noch einmal zurückkommen kann. Bei dem Spiel hat das Kind auch die Möglichkeit, Mengenbegriffe zu erfassen: Von welchen Körperteilen habe ich eins, zwei oder mehrere?

Die spielerische Förderung der Körper- und Eigenwahrnehmung bildet die Grundlage für komplexere Wahrnehmungsereignisse. Nicht zuletzt entwickeln sich über die Eigenwahrnehmung auch die Ich-Kompetenzen und Ich-Stärken für ein gutes Selbstvertrauen und Selbstwertgefühl."

„In den nächsten Förderstunden kann ich das Spiel dann noch weiter ausbauen. Statt Seile zu legen, kann ich den Körper des Kindes ummalen. Und dann kann das Kind anfangen, die Umrisse mit Farben auszufüllen: Welche Farbe hat die Hose, das T-Shirt? Welches Muster hat meine Kleidung?"

„In weiteren Fördereinheiten kann man sich noch genauer mit Details befassen. Zum Beispiel mit den Händen: Die einzelnen

Finger bekommen Namen. Oder wir stellen Fingerabdrücke her. Oder wir machen Fingerverse, Reime. Oder wir überlegen gemeinsam, was man mit den Händen alles machen kann: bauen, gestalten, streicheln, schlagen, kaputtmachen ... Es hängt natürlich vom Entwicklungsstand des Kindes ab, wieviel ich ihm da zumuten kann. Die sozial-emotionale Komponente dieses Spiels darf man nicht unterschätzen.

Apropos Spiel: Kinder, die Probleme mit der Motorik und Wahrnehmung haben, können oft auch keinen richtigen Zugang zum Spiel finden. Dabei bildet gerade das Spiel – das spielerische Handeln und der Vergleich über das Spiel mit der schon erlebten Wirklichkeit – die Basis für ein gutes Sprachverständnis."

Die Stunde geht zu Ende

„Wenn die Stunde aus ist, darf das Kind meistens etwas mit nach Hause nehmen. Das kann nach dem Spiel mit den Körperumrissen zum Beispiel ein Seil sein, mit dem es daheim die Konturen seines Teddybären oder eines Geschwisterchens legen kann. Es kann der Pappkarton mit den aufgemalten Körperumrissen sein. Es kann auch etwas Immaterielles sein, eine Idee: Wie lange muß wohl ein Seil sein, damit es einmal um den Teddybären herumpaßt?

Bevor wir uns verabschieden, gebe ich noch einen Ausblick auf das nächste Mal. Kein Kind soll das Gefühl haben: Da kommt was auf mich zu, das ich nicht einschätzen kann und mit dem ich vielleicht nicht fertig werde. Das Kind muß sich auf mich verlassen können – umgekehrt aber auch! Wenn es darum geht, kleine Aufgaben zu erfüllen (zum Beispiel in der nächsten Stunde etwas mitzubringen), möchte ich, daß das Kind die Verantwortung dafür übernimmt, daß es sich erinnert: Das haben wir in der letzten Stunde vereinbart."

Im Austausch mit den Eltern

Gespräche mit den Eltern sind ein wichtiger Bestandteil der heilpädagogischen Einzelförderung, auch wenn dafür in der Regel wenig Zeit zur Verfügung steht. Die Heilpädagogin versucht, den Eltern Einblick in ihre Arbeit zu vermitteln und gibt ihnen Gelegenheit, Fragen an sie zu richten. Umgekehrt wird sie aber auch selbst Fragen stellen, zum Beispiel um herauszufinden, welche Erwartungen die Eltern an die Therapie knüpfen. Tatsächlich sind bei vielen Eltern ganz konkrete Wünsche und Vorstellungen vorhanden. Die einen hoffen, daß die ewigen Machtspiele zuhause aufhören. Andere wünschen sich, daß der ständige Geschwisterstreit ein Ende hat. Und nicht selten wird auch der Wunsch laut, endlich frei zu werden von belastenden Selbstvorwürfen.

Letzteres ist ein Gefühl, das wir Eltern wohl alle zur Genüge kennen. Wir fühlen uns schuldig, wenn in der Familie etwas nicht so läuft, wie wir uns das vorstellen, und glauben, alles falsch gemacht zu haben. Da ist es ungemein tröstlich, wenn uns einmal jemand sagt: „Um falsch oder richtig geht es gar nicht. Es geht nur darum, einen neuen Ansatz zu finden – und zu einer Lösung zu kommen." Genau das ist es, was betroffenen Eltern an der heilpädagogischen Förderung oft so gut tut: Sie dürfen endlich ein Stück ihrer Last an jemand anders abgeben. Das klappt allerdings nur, wenn es den Heilpädagogen gelingt, ein Vertrauensverhältnis zu den Eltern aufzubauen, so daß diese auch wirklich loslassen können.

Keine Hausaufgaben

Oft fragen Eltern, was ihnen die Heilpädagogin an Hausaufgaben mit auf den Weg geben will. Dann antwortet Marianne Mentzel meistens: nichts. Dafür hat sie ihre Gründe. „Mir ist zwar wichtig, daß die Eltern in die Förderung einbezogen sind und wissen, was hier passiert. Aber mir geht es nicht darum, daß die Eltern das als sogenannte Kotherapeuten zuhause fortführen, nach dem Motto: ‚Das müssen wir jetzt üben.' So etwas ist meistens kontraproduktiv."

Wenn es etwas gibt, das die Eltern zuhause mit dem Kind machen sollen, dann bekommen sie dazu genaue Anleitung. Zum Beispiel mit Lob und Verstärkung zu arbeiten. So etwas geschieht nicht nach dem Gießkannenprinzip, sondern konzentriert sich gezielt auf eine bestimmte Sache – sagen wir, das Zubettgehen, das viele Kinder ja so gerne hinauszögern und die Eltern damit zur Verzweiflung bringen können.

„Ich sage den Eltern dann, sie sollen mit ihrem Kind eine genaue Zeit vereinbaren. Das kann auch hier bei mir angebahnt werden: Ich moderiere sozusagen das Gespräch, und die Eltern einigen sich mit dem Kind auf eine Regelung, beispielsweise acht Uhr abends. Und dann wird die Belohnung festgelegt. Jedesmal, wenn das Kind es schafft, zur vereinbarten Zeit ins Bett zu gehen und nicht nochmals fünf- oder zehnmal zu kommen, bekommt es eine Sonne in den Kalender gemalt. Für drei Sonnen gibt es dann eine besondere Belohnung: Da spielen die Eltern zusammen mit dem Kind sein Lieblingsspiel. Oder es darf sich zum Einschlafen noch eine Extrageschichte wünschen. Es sollte etwas sein, worauf das Kind Wert legt, aber es sollte nichts Materielles sein."

Marianne Mentzel legt auch großen Wert darauf, daß sich die Kinder in ihrer Praxis so geben dürfen, wie sie sind.

Daß die Eltern ihnen nicht einschärfen, „brav“ zu sein und sich „anständig“ zu benehmen. Wenn ein Kind diese Freiheit nicht hat, macht die Förderung wenig Sinn, meint die Heilpädagogin.

Heilpädagogik – für welche Kinder?

Stellt sich für Sie nun die Frage: Ist eine heilpädagogische Förderung für mein Kind das Richtige, und wenn ja, welcher Zeitpunkt wäre ideal?

Je früher, desto besser

Heilpädagogische Einzelförderung versteht sich als Basisförderung. Genau wie die Logopädie oder Ergotherapie ist sie frühzeitig, möglichst im Kindergartenalter, anzusetzen. Je jünger das Kind ist, desto besser, meint Frau Mentzel, es sollte auf alle Fälle nicht älter als etwa acht Jahre sein. Wenn Sie also zwischen mehreren Möglichkeiten schwanken, zum Beispiel zwischen Heilpädagogik und Rhythmik, wäre unter diesem Gesichtspunkt die Heilpädagogik zeitlich vorzuziehen. Andererseits weist die Heilpädagogin darauf hin, daß man entsprechend der Entwicklung des Kindes immer wieder neu entscheiden sollte, was aktuell ansteht. Es ist keineswegs unüblich, daß in der heilpädagogischen Förderung eine Pause zugunsten einer anderen Therapie, zum Beispiel der Ergotherapie, eingelegt wird. Die Überlegung ist dabei, abzuwarten, bis in der anderen Therapie bestimmte Dinge auf den Weg gebracht sind – und danach die heilpädagogische Förderung fortzusetzen.

Hand in Hand mit der Sprachtherapie

Zur Heilpädagogik kommen häufig Kinder, deren Schwierigkeiten vorwiegend im psycho-sozialen oder geistigen Bereich liegen. Andererseits sind auch viele Kinder dabei, die Teilleistungseinschränkungen in mehreren Bereichen haben: zum Beispiel in Sprache, Motorik und Wahrnehmung. Tatsächlich geht eine Sprachentwicklungsstörung fast immer mit Wahrnehmungsschwierigkeiten einher. Hier sieht Marianne Mentzel eine gute Möglichkeit, die logopädische Therapie durch eine heilpädagogische Förderung zu unterstützen.

Wenn das Kind zum Beispiel Probleme mit der auditiven Wahrnehmung (siehe Seite 57f) hat, versucht sie, es in diesem Bereich verstärkt zu fördern, es zum genauen Zuhören zu motivieren. Das macht in erster Linie natürlich die Logopädin. Aber auch die Heilpädagogin hat die Möglichkeit, auf die Verhaltensweisen und Reaktionen des Kindes einzugehen, um herauszufinden, wo es bei ihm ursprünglich hakt: Liegt das Problem mehr auf der Geräusch- oder auf der Sprachebene? Ist es die auditive Figur-Grund-Wahrnehmung, die Lautunterscheidung, das Richtungshören, das Rhythmuserfassen oder das Einordnen von Worten oder Ereignissen in die richtige Reihenfolge, was dem Kind Schwierigkeiten macht?

Wie Sie an die richtige Adresse kommen

Heilpädagogische Einzelförderung wird von niedergelassenen Heilpädagogen angeboten. Sie arbeiten, wie oben schon erwähnt wurde, im sogenannten Delegationsverfahren. Das heißt, es ist ein diagnostischer Vorlauf durch einen Kinderpsychiater oder eine Fachklinik erforderlich.

Üblicherweise werden ein bis zwei Förderstunden pro

Woche angesetzt. Die Länge des Behandlungszeitraums beziehungsweise die Anzahl der Behandlungseinheiten hängen von der Kostengenehmigung durch das Jugendamt ab – die übrigens unabhängig vom Einkommen der Eltern ist.

Die Chancen, eine Anlaufstelle in erreichbarer Nähe zu finden, sind zwar nicht übermäßig hoch, denn niedergelassene Heilpädagogen gibt es bis jetzt noch relativ selten. Adressen können Sie aber auf Anfrage beim Jugendamt bekommen.

8. Kapitel:

Psychomotorik – Körper und Seele in Bewegung

„Psychomotorik ist der Weg zu mir und die Brücke zum anderen."
RENATE SCHUNKERT (Motopädagogin)

Eine gewisse Idee vermittelt schon das Wort: Psyche – die Seele, Motorik – die Bewegung des Körpers. Psychomotorik muß also mit beidem etwas zu tun haben.

Das hat es auch. Grundlage der Psychomotorik ist der Gedanke, daß für die Entwicklung der Persönlichkeit sowohl geistig-seelische als auch körperlich-motorische Faktoren eine Rolle spielen. Denn zwischen beiden besteht eine Wechselbeziehung: Bewegungen wirken sich auf das Gefühlsleben aus und Gefühle beeinflussen ihrerseits die Bewegung und das Verhalten.

Psychomotorik versteht sich von daher als ganzheitliches Konzept zur Entwicklungsförderung bei Kindern. Im Mittelpunkt steht die Bewegung – aber weder im Sinn von bloßer Fortbewegung noch von sportlicher Leistung. Das Ziel, das die Psychomotorik verfolgt, ist vielmehr, die gesamte Persönlichkeit des Kindes zu stärken. Es soll sich in seiner Umwelt sicherer bewegen, die Umwelt besser wahrnehmen, soziale Kompetenzen aufbauen und sie festigen. Psychomotorik kann auf diese Weise helfen, motorische Schwächen, Wahrnehmungsstörungen, Sprachstörungen und andere Entwicklungsauffälligkeiten auszugleichen.

Betonung auf „ganzheitlich"

Als Begründer der deutschen Psychomotorik gilt Professor Dr. Ernst J. Kiphard. Er kritisierte schon 1955 die seiner Ansicht nach „einseitige funktional-mechanistische" Auffassung von Bewegung und stellte ihr eine ganzheitliche Sichtweise gegenüber: „Statt einer Leistungs- und Produktorientiertheit, die häufig an den Bedürfnissen der Kinder vorbeigeht, statt einer Defektorientiertheit, die nur Makel, Störungen und Defizite sieht, setzen wir eine Erlebnis- und Persönlichkeitsorientierung, bei denen sich die Kinder spielerisch, frei und ungezwungen handelnd äußern und entwickeln können" (1989, S. 12).

Im Lauf der Zeit haben sich allerdings verschiedene psychomotorische Konzepte herausgebildet, die jeweils ihre eigenen Schwerpunkte haben. Die einen setzen, wie Professor Kiphard, bei der Motorik, andere bei der sensorischen Integration (siehe Seite 54f), wieder andere bei der Selbstwahrnehmung des Kindes an. Diese unterschiedlichen Ansätze sollen uns nicht weiter beschäftigen. Begnügen wir uns einfach mit der Feststellung, daß allen Konzepten eine ganzheitliche Sichtweise zugrunde liegt.

Auf den folgenden Seiten soll eines der Konzepte als Beispiel vorgestellt werden: die Arbeit des Instituts für Bewegungsbildung und Psychomotorik ('I'B'P) in Gröbenzell bei München. Näheres zur Methodik und Arbeitsweise des 'I'B'P sind in dem kürzlich erschienenen Buch „Ich hab eine Idee ..." von Michael Passolt zu finden (siehe Literaturliste im Anhang).

Spielerisch die Entwicklung fördern

„Wir haben Psychomotorik für uns so definiert, daß sowohl die emotional-affektiven als auch die motorischen Anteile das Innere des Menschen nach außen spiegeln können und wir deshalb versuchen, den Menschen in seinen gesamten Ausdrucksmöglichkeiten zu betrachten. Nehmen wir einmal die Motorik – die kann ein Vehikel für alles mögliche sein. Denken Sie nur an die Rolle des Klassenclowns. Wenn ein Kind sich in solcher Weise motorisch auffällig verhält, macht es wenig Sinn, die Motorik zu behandeln. Man muß vielmehr schauen, was das Kind damit ausdrücken will."

Das sagt Michael Passolt, Diplom-Motologe und Leiter des 'I'B'P. Nach seiner Sichtweise kommen bei Kindern die seelischen und motorischen Anteile vor allem im Spiel zum Ausdruck. Psychomotorische Entwicklungsförderung setzt für ihn daher beim kreativen Spiel in der Gruppe an. Durch Spielen sollen Kinder die Möglichkeit bekommen, ihren Körper besser kennenzulernen, Erfahrung mit verschiedenen Materialien zu sammeln, ihre Umwelt zu gestalten und gleichzeitig in Kontakt mit anderen Kindern zu kommen.

Geht man nach dieser Definition, so gehört zur Psychomotorik in jedem Fall das Gruppenerleben. In der Regel wird das auch so praktiziert. Es gibt zwar auch psychomotorische Einzeltherapie – für sich genommen sicherlich möglich und sinnvoll. Psychomotorik wirkt jedoch vor allem als Gruppenerleben und durch Rückmeldung der Kinder an Kinder. So ist die Einzeltherapie eine Ausnahme und meist als Übergangslösung gedacht, um Kinder an eine Gruppe heranzuführen.

Gruppenerleben ist wichtig, um soziale Kompetenzen

aufzubauen. Wenn die Kinder ihrer Kreativität und Phantasie freien Lauf lassen, um gemeinsam etwas zu gestalten, beginnen sie zwangsläufig aufeinander einzugehen und sich abzustimmen: Welches Material verwenden wir? Wie wollen wir vorgehen? Wer übernimmt welche Rolle?

Die Leiterin oder der Leiter der Gruppe hat dabei die Aufgabe, die Kinder im Spiel zu stärken und sie behutsam an ihre Defizite heranzuführen, ohne ihnen diese bewußt werden zu lassen. Die Kinder sollen sich auf das Spiel einlassen können, und keines soll Angst haben, für seine Schwächen ausgelacht zu werden. Eine solche Aufgabe setzt viel Fingerspitzengefühl voraus.

Zu erwähnen sind noch die Materialien und Geräte, die in den Psychomotorikstunden zum Einsatz kommen. Zum einen sind es Geräte, die in der Psychomotorik entwickelt wurden, aber auch bei anderen Therapien, in Kindergärten und bei Spielaktionen gern verwendet werden, weil sie Kindern sehr viel Spaß machen: große Bausteine, Rollbretter, Schwungtücher. Hinzu kommen Alltagsmaterialien wie Seile, Korken, Pappbecher oder Zeitungspapier. Denn im Gegensatz zum Sport verwendet man in der Psychomotorik nicht Geräte, die nur für einen Zweck ausgerichtet sind. Man versucht vielmehr mit allen möglichen Materialien zu experimentieren: mit Luftballons Fußball zu spielen oder statt einer Sprossenwand Stühle zum Klettern zu verwenden.

Unbefangen spielen, dabei über die eigenen Defizite hinauswachsen und sich in seiner Persönlichkeit weiterentwickeln – wie könnte eine solche Förderung für ein Kind mit Sprachschwierigkeiten aussehen? Sehen wir uns dazu ein paar Beispiele zum möglichen Ablauf einer Psychomotorikstunde an.

Nach Lust und Laune Rabatz machen

Psychomotorikstunden finden gewöhnlich am Nachmittag – nach Kindergarten oder Schule – statt. Zu diesem Zeitpunkt haben die meisten Kinder, die in die Stunde kommen, schon geraume Zeit im Sitzen verbracht: zuerst in der Schule, dann beim Mittagessen und schließlich bei den Hausaufgaben. Bewegung tut jetzt dringend not.

Die Psychomotorikstunde beginnt deshalb meist mit Fang- und Tobespielen. Dabei können die Kinder richtig Dampf ablassen. Sie dürfen nicht nur rennen, sondern auch laut sein, also nach Herzenslust schreien und lärmen. Für die Sprachentwicklung kann das nur von Vorteil sein: Die Kinder spüren ihren Atem fließen, und sie können nach Lust und Laune ihre Artikulationswerkzeuge austesten.

Manchmal baut die Gruppenleiterin oder der Gruppenleiter auch ein kleines Spiel ein. Beispielsweise von einem Bauernhof, auf dem es viele Tiere gibt. Jedes Kind darf sich aussuchen, welches Tier es sein möchte. Dann laufen alle durcheinander, und wenn sich zwei Kinder treffen, fassen sie sich an den Händen und schreien laut: „Miau“ – „wauwau“ – „muuuh“ – „kikeriki“!

Wer hat Angst vorm Krokodil?

Auch Spiele mit wiederkehrenden Sätzen werden in der Psychomotorik gern eingesetzt. Sie helfen die Sprechfreude anzuregen und den Sprechrhythmus zu verbessern.

Gruppenleiter: „Wer hat Angst vorm Krokodil?“
Kinder (laut): „Niemand!“
Gruppenleiter: „Wenn es aber kommt?“
Kinder: „Dann laufen wir davon!“

Und schon rennen die Kinder in alle Richtungen los, um sich vor dem wilden, schnappenden Krokodil in Sicherheit zu bringen.

Die Reise zum Mond

Nach den Lauf- und Tobespielen, wenn die Kinder sich nun konzentrieren können, folgt in der Psychomotorikstunde gewöhnlich eine ruhigere Sequenz, in der kreativ gearbeitet wird.

Die Kinder und die Gruppenleitung setzen sich beispielsweise zusammen und beschließen: Heute fliegen wir zum Mond. – Stellt sich die Frage, wie sie da wohl hinkommen.

Die Kinder beginnen Vorschläge zu machen, und man einigt sich schließlich darauf, eine Rakete zu bauen. Das wirft nochmals Fragen auf: Wie wollen wir vorgehen? Wie soll die Rakete aussehen? Welches Material brauchen wir dazu?

Sind alle wesentlichen Punkte besprochen, kann es losgehen. Die Kinder teilen sich in mehrere Grüppchen auf und beginnen zu bauen. Als Baumaterial können zum Beispiel große Bausteine dienen, auch Tücher, eine lange Bank, ein Schwungtuch, das als Verkleidung dient – der Phantasie sind keine Grenzen gesetzt. Der Weg ist das Ziel, und meist steht zum Schluß ein Gebilde da, das einer Rakete ähnlich sieht und ausreichend Platz für alle Passagiere bietet.

Dann läuft der Countdown. Das Abenteuer beginnt. Die Astronauten fliegen durch das Weltall und nähern sich dem Mond. Dort wartet schon der Mann im Mond auf sie. Er stellt den Erdenbewohnern gleich eine Reihe von Aufgaben: Sie sollen hüpfen, kriechen oder springen, vielleicht auch Gruppen bilden, sich an den Händen fassen, auf einem Bein stehen oder sich eine Geschichte erzählen.

Wenn die Stunde vorbei ist, heißt das nicht, daß auch das Mondspiel zu Ende sein muß. Es kann sich noch über viele weitere Stunden fortsetzen – solange es den Kindern Spaß macht. Die Rakete kann zum Beispiel noch andere Planeten ansteuern. Und überall treffen die Besucher andere Bedingungen an. Auf dem einen Planet geht es lustig zu; da darf man laut sein und Faxen machen. Auf einem anderen finden die Kinder einen Wunschstein. Da darf sich jedes Kind wünschen, was es gerne machen möchte: hüpfen, springen oder über den Boden rollen … Und schließlich landen die Astronauten vielleicht noch auf einem Plapperplaneten, auf dem die Erdensprache verboten ist und statt dessen lauter verrückte Dinge geplappert werden – und alle Kinder plappern mit.

Expedition in den Urwald

Ein anderes Mal beschließen die Kinder, einen Urwald zu bauen. Auch dieses Spiel kann sich über viele Stunden hinziehen und nach Belieben erweitert werden.

Zuerst muß auf alle Fälle der Urwald errichtet werden. Wieder sollen die Kinder das Material selbst auswählen und den Dschungel nach ihren eigenen Vorstellungen gestalten.

Dann übernehmen die Kinder verschiedene Rollen. Die einen sind Tropenforscher und erkunden den Dschungel. Die anderen sind wilde Tiere und machen furchterregende Laute: Sie brüllen, fauchen, zischen und heulen. Sie klettern, hüpfen, rennen und fliehen vor anderen wilden Tieren, die ihnen gefährlich werden können. Oder sie verhalten sich ganz ruhig, um ja nicht bemerkt zu werden …

Sprache ins Spiel bringen

Alle diese Beispiele zeigen, auf welch vielfältige Weise bei den Psychomotorikstunden Sprache ins Spiel kommen kann. Sie ist nötig, um sich über eine gemeinsame Vorgehensweise abzustimmen, um beim Rollenspiel Laute zu artikulieren oder um im Chor einen Sprechreim zu wiederholen. Und nie soll das Kind dabei das Gefühl haben, jetzt gefordert zu werden und alles richtig machen zu müssen. Vielmehr ist es erlaubt, im Spiel auszuprobieren, was möglich ist, und in einem solidarischen Gruppengeschehen Fehler machen zu dürfen.

Die Gruppenleitung ist dabei immer darauf bedacht, die Bedürfnisse der Kinder aufzugreifen und das Gruppengeschehen sorgfältig zu beobachten. „Wenn ich merke, daß ein Kind ein bestimmtes Wort oder einen Zusammenhang nicht versteht, versuche ich spielerisch dazu ein Thema zu finden", sagt Michael Passolt. „Auf diese Weise öffne ich dem Kind einen Zugang zu diesem Thema und eine Möglichkeit, sich mit diesem Thema zu entwickeln."

Für welche Kinder ist Psychomotorik geeignet?

Psychomotorik eignet sich für Kinder im Alter von etwa drei bis zwölf Jahren. Dabei können die Schwierigkeiten, die sie mitbringen, ganz unterschiedlich sein. Sprachschwierigkeiten sind nur eine von mehreren Auffälligkeiten.

Viele Kinder, die zur Psychomotorik kommen, haben motorische Probleme. Sie fallen zum Beispiel dadurch auf, daß sie tolpatschig sind und sich oft ungeschickt anstellen. Auch hyperaktive Kinder oder Kinder mit aggressivem Verhalten sind häufig anzutreffen. Genauso gut kann es umgekehrt sein: Die Kinder sind hypoaktiv, das heißt, sie wirken antriebsarm, schwerfällig und langsam, einige sind auch übergewichtig. Und dann gibt es in der Psychomotorik noch die ganz ängstlichen Kinder. „Für die habe ich ein besonderes Herz“, sagt Michael Passolt. „Gerade ihnen versuche ich durch Spielanregungen, durch Spaß und Kontakte zu anderen Kindern mehr Selbstvertrauen für Tätigkeit und Handlungsmöglichkeiten zu geben.“

Spaß wird in der Psychomotorik überhaupt ganz groß geschrieben. Das dürfte aus den bisherigen Beispielen schon deutlich geworden sein. Allerdings sollte man wissen, daß es einen Unterschied zwischen psychomotorischer Förderung und psychomotorischer Therapie gibt.

Psychomotorische Förderung

In der psychomotorischen Förderung stehen Spiel, Spaß und Freude auf jeden Fall im Mittelpunkt. Hier geht es darum, den Kindern das Gefühl zu vermitteln: Ich bin kreativ, Bewegung macht Spaß, und es ist einfach schön, mit anderen Kindern zusammen zu sein. Die Gruppengröße liegt normalerweise zwischen acht und zwölf Teilnehmern. Manchmal sind es auch deutlich mehr – mitunter sogar 25 bis 30 Kinder. Das hängt nicht zuletzt von der Größe des Gruppenraums ab.

Psychomotorische Förderung wird flächendeckend in ganz Deutschland angeboten. Wenn Sie eine geeignete Adresse in Ihrer Nähe suchen, wenden Sie sich am besten an den Aktionskreis Psychomotorik (Adresse im Anhang). Die Kosten für psychomotorische Förderstunden werden teilweise von den Krankenkassen erstattet.

Psychomotorische Therapie

Psychomotorische Therapie findet in kleinen Gruppen von drei bis fünf Kindern statt. Auch hier sind Spiel und Spaß selbstverständlich mit dabei. Allerdings werden die Kinder immer wieder auch mit ihren Defiziten konfrontiert. Ihre jeweiligen Schwierigkeiten oder Störungen stehen stärker im Vordergrund, denn es geht darum, sie, soweit das möglich ist, gezielt zu verbessern. Häufig sind es Kinder mit ADHS (Aufmerksamkeitsdefizit-Hyperaktivitäts-Störung), die in die psychomotorische Therapie kommen. Aber auch Kinder mit Sprachschwierigkeiten können von der Therapie profitieren. Wenn ein Kind beispielsweise viel allein ist und deshalb seine sprachlichen Fähigkeiten nicht richtig entfalten konnte, ist eine Therapie in einer kleinen, überschaubaren Gruppe, wie sie die Psychomotorik anbietet, sehr wichtig.

„In der psychomotorischen Therapie werden die Schwierigkeiten der Kinder stärker thematisiert als in der psychomotorischen Förderung", erklärt Michael Passolt. „Wenn ich es zum Beispiel mit aggressiven Kindern zu tun habe, nutze ich bewußt solche Situationen, in denen die Aggressivität Thema ist und sage dann: ‚Stop, was passiert hier?' Und dann arbeiten wir an diesem Punkt weiter."

Psychomotorische Therapie wird von den Krankenkassen nicht oder allenfalls als Einzelfallentscheidung übernommen. Im Vergleich zur psychomotorischen Förderung ist sie auch relativ selten zu finden. Das hängt damit zusammen, daß die Gruppenleiter neben der pädagogischen auch eine therapeutische Ausbildung, zum Beispiel eine bewegungs- oder gestalttherapeutische oder auch eine Psychodrama-Ausbildung mit Eigentherapieerfahrung vorweisen sollten. Adressen für psychomotorische Therapie bekommen Sie ebenfalls beim Aktionskreis Psychomotorik (siehe Anhang).

Wichtig ist noch zu erwähnen, daß bei der Therapie die Elternarbeit eine bedeutende Rolle spielt. Nach etwa jeder fünften Stunde setzen sich die Gruppenleitung und die Eltern eines Kindes zum Gespräch zusammen. Das ermöglicht es dem Gruppenleiter, eine bessere Vorstellung von der Persönlichkeit des Kindes zu bekommen und es in seinem sozialen Umfeld zu sehen: Welchen Platz nimmt es in der Familie, in der Schule, in der Gesellschaft ein? Wie kann durch einen mehrperspektivischen Blick dem Kind geholfen werden?

Psychomotorik in den Alltag integrieren

Umgekehrt lohnt es sich auch für die Eltern, sich mit den Methoden der Psychomotorik näher vertraut zu machen. Hin und wieder nutzen Mütter oder Väter sogar die Möglichkeit, an einem Psychomotorikkurs des 'I'B'P teilzunehmen und ein Zertifikat zu erwerben – nicht unbedingt aus beruflichen Gründen, sondern vor allem mit dem Ziel, eine solide pädagogische Anleitung für den Alltag zu bekommen.

Aber auch ohne besondere Ausbildung bieten sich für Eltern vielerlei Gelegenheiten, Elemente der Psychomotorik in den Alltag zu integrieren.

Bewegung im Kinderzimmer

„Schafft die Stühle ab“, lautet der Titel eines bekannten Elternratgebers, den die Sportpädagogikdozentin Professor Renate Zimmer verfaßt hat. In diesem Buch zeigt sie anhand vieler praktischer Beispiele, wie Eltern dem Bewegungsdrang ihrer Kinder entgegenkommen können, anstatt ihnen die Zwänge unserer „Sitzgesellschaft“ aufzuerlegen.

Ganz in diesem Sinne tritt auch das 'I'B'P für eine bewegte Kindheit in häuslicher Umgebung ein. Wir sollten uns als Eltern überlegen, wie wir unser Zuhause – zumindest das Kinderzimmer – den Bedürfnissen unserer Kinder entsprechend einrichten können: mit einer Hängematte zum Schaukeln, mit Polstern und Kissen zum Hüpfen und Springen, mit Laken und Decken zum Auskleiden von Kuschelhöhlen, mit Matratzen und Schaumstoffteilen zum Purzeln und Toben. Starre Sitzmöbel, auf die Kinder ohnehin viel zu viele Stunden täglich festgenagelt sind, sollten zumindest aus dem Kinderzimmer verbannt werden. Die Kinder sollen Raum bekommen, ihren Bewegungsdrang und ihre Kreativität auszuleben.

Alte Kinderspiele neu entdecken

Auch in alten Kinderspielen, wie wir sie aus unserer Kindheit kennen, lassen sich die tragenden Säulen der Psychomotorik wiederentdecken: Bewegung, Körpererfahrung, Kreativität und Gemeinschaftserleben. Denken wir zum Beispiel an das beliebte Kinderspiel „Ochs' am Berg".

- Eins der Kinder ist der „Ochse", es steht mit dem Gesicht zu einer Mauer gewandt. Hinter seinem Rücken, etwa 20 Meter entfernt, haben sich die anderen Kinder an einer Startlinie aufgestellt. Sobald der Ochse „Ochs' am Berg!" ruft, laufen die Kinder in seine Richtung los. Ist der Ochse mit dem Spruch fertig, dreht er sich blitzschnell um, und die Kinder stoppen auf der Stelle. Wer jetzt noch beim Rennen ertappt wird, muß zurück zur Startlinie. Wer als erster den Ochsen erreicht, hat gewonnen.

In diesem Spiel werden Sprache, Rhythmus, Schnelligkeit, Koordination und soziales Miteinander gefördert.

Spiele für den Kindergeburtstag

Einige psychomotorische Spiele eignen sich auch gut zum Gestalten von Geburtstagsfeiern. Zum Beispiel das folgende Vorstellungsspiel.

- Die Geburtstagsgesellschaft bildet einen Kreis. Jedes Kind stellt sich mit seinem Namen, einer Geste und einem Geräusch (zum Beispiel einem Tierlaut) vor. Wenn die Vorstellung zu Ende ist, versuchen einzelne Kinder oder alle gemeinsam, die Runde noch einmal nachzuspielen.

Das folgende Verwandlungsspiel spricht im wahrsten Sinne des Wortes Psyche und Motorik gleichzeitig an.

- Ein Kind spielt den Zauberer. Der kann mit seinem Zauberstab jedes Kind in eine andere Stimmung versetzen: Das eine läßt er glücklich sein, das andere traurig, das dritte zornig, das vierte freundlich ... Jedes verzauberte Kind soll seine Gefühle durch Gesten und Laute zum Ausdruck bringen.

Und zum Schluß noch ein spannendes Spiel, das nebenbei auch die Hörwahrnehmung trainiert: der Schatzwächter.

- Ein Kind sitzt mit verbundenen Augen am Boden und bewacht einen Schatz. Leise versuchen sich die anderen Kinder aus einer Entfernung von etwa drei oder vier Meter an den Schatz heranzuschleichen und ihn zu stehlen. Sobald der Wächter einen der Räuber bemerkt, deutet er mit dem Finger in seine Richtung, und das betreffende Kind muß an seinen Platz zurückkehren. Wer als erster unbemerkt an den Schatz herankommt, darf ihn sich schnappen und hat gewonnen.

9. Kapitel:

Rhythmik – mit Musik kreativ werden

Das im vorigen Kapitel erwähnte Buch „Schafft die Stühle ab“ hat mich persönlich sehr beeindruckt. Angeregt durch dieses Werk schafften wir uns vor einigen Jahren einen Hängesessel an – eine Art Hängematte also, die aber nicht an zwei, sondern senkrecht an einem Ende aufgehängt wird und deshalb in alle Richtungen ausschwenken kann. Für kleine Leute reicht die Größe der Matte vollkommen aus, um sich mit voller Körperlänge hineinzulegen, ohne daß die Füße nach unten baumeln. Und da wir für den Hängesessel ein lauschiges Plätzchen ausgesucht hatten – den überdachten Freisitz hinter unserem Haus –, wurde er, wie nicht anders zu erwarten, meistens von unseren Kindern in Beschlag genommen.

Eines Tages beobachtete ich Paul, wie er in der Matte lag, seine Füße gegen die nahe Hausmauer richtete und hin- und herzuschaukeln begann, indem er sich mit den Füßen in gleichmäßigem Takt von der Mauer abstieß. Im Rhythmus dieser Bewegung sang er ein bekanntes Kinderlied:

- „*Fuchs*, du hast die *Gans* gestohlen,
  gib sie wieder *her*,
  sonst wird dich der *Jä*ger holen
  mit dem Schießge*wehr*.“

Nun ist der Text dieses Liedes ja nicht gerade einfach – für Kinder mit Artikulationsproblemen fast schon ein Zungenbrecher. Um so mehr erstaunte es mich, wie gut Paul diesen Text auf die Reihe bekam. Sonst pflegte er sich in seiner sprachlichen Ausdrucksweise immer sehr kurz zu fassen. Längere Anordnungen von Wörtern machten ihm Schwierigkeiten, sie brachten ihn offenbar aus dem Sprechrhythmus. Die rhythmische Schaukelbewegung aber schien seiner Artikulation auf die Sprünge zu helfen.

Während ich meinem Sohn zusah, erinnerte ich mich an die Besprechung vor gut einem Jahr zum Abschluß seiner heilpädagogischen Förderung. Damals hatte ich die Heilpädagogin gefragt, welche Fördermöglichkeit wir als nächstes für Paul in Betracht ziehen könnten. Sie antwortete, ohne lang nachzudenken: „Rhythmik!" Damit traf sie zweifellos ins Schwarze. Paul hatte schon immer große Freude an der Musik gezeigt, er liebte es, im Rhythmus von Klängen zu klatschen und zu tanzen. Ganz sicher würde ihm eine rhythmische Förderung großen Spaß machen.

Es war dann trotzdem anders gekommen. Nach ausführlichen Gesprächen mit dem Kinderpsychiater und Pauls Erzieherinnen im Kindergarten entschieden wir uns, einer sensorischen Integrationsförderung – sprich Ergotherapie – Vorrang einzuräumen. Und getreu unserem Grundsatz „Nicht zu viele Therapien zur gleichen Zeit" (die logopädische Therapie lief ja nach wie vor) ließen wir das Vorhaben Rhythmik vorläufig ruhen.

Die Einsatzgebiete der Rhythmik

Das soll nicht den Eindruck erwecken, daß Rhythmik für die Sprachförderung nur von zweitrangiger Bedeutung sei. Ganz im Gegenteil: In der Arbeit mit behinderten (auch sprachbehinderten) Menschen nimmt Rhythmik sogar einen sehr wichtigen Platz ein.

Zunächst einmal handelt es sich bei der rhythmischen Erziehung um eine Weiterentwicklung der Musikpädagogik. Sie geht auf den Schweizer Komponisten Emile-Jacques Dalcroze (1865–1950) zurück, der um 1900 die Idee einer Erziehung durch Musik und Bewegung entwickelte. Seine Vorstellung von Rhythmik beschränkte sich allerdings rein auf das Musikalische.

Eine Schülerin von Dalcroze, Marie-Elisabeth (Mimi) Scheiblauer (1891–1968) erweiterte einige Zeit später die Rhythmik-Idee zu einem heilpädagogischen Arbeitsprinzip. Im Gegensatz zu Dalcroze arbeitete sie nicht nur mit Erwachsenen, sondern auch mit Kindern im Vorschul- und Schulalter. Eltern brachten ihren Nachwuchs also nicht nur aus musikalischem Interesse zu Mimi Scheiblauer. Vielmehr erhofften sie sich Hilfe für ihre entwicklungsauffälligen, bewegungsunsicheren Kinder – und bekamen sie auch.

Arbeit in der Gruppe

Allgemein kann man sagen: Rhythmische Erziehung versteht sich als Wahrnehmungs- und Ausdruckserziehung mit den Mitteln von Musik, Sprache und Bewegung.

Bei oberflächlicher Betrachtung könnte man dazu neigen, Parallelen zwischen der Rhythmik und der Psychomotorik ziehen zu wollen. Denn hier wie dort spielt das Gruppenerleben eine wichtige Rolle, steht die Bewegung im Mittelpunkt und werden kreative Ansätze genutzt, um der Entwicklung von Kindern neue Impulse zu geben und ihr Selbstwertgefühl zu stärken. Sieht man sich jedoch die Inhalte genauer an, erkennt man auch die Unterschiede. Einer davon: In der Psychomotorik dominiert mehr der spielerische, in der Rhythmik eher der künstlerisch-musikalische Aspekt, was nebenbei ein hohes Maß an Aufmerksamkeit und Disziplin erfordert. Psychomotorik wendet sich dementsprechend auch ausschließlich an Kinder, Rhythmik dagegen an Kinder, Jugendliche und Erwachsene.

Rhythmik und Sprache

Eine andere Schülerin von Dalcroze, Professor Elfriede Feudel (1881–1966), wies auf die Notwendigkeit hin, Rhythmik und Sprache miteinander zu verbinden. Sie entdeckte, daß Rhythmik Basiserfahrungen vermitteln kann, die für die Begriffsbildung förderlich sind.

Sie formulierte auch als erste die vier Elemente, die der Rhythmik zugrunde liegen:

- Zeit (Rhythmus): Der Mensch soll seinen Eigenrhythmus (wieder)finden.
- Kraft (Dynamik): Musik kann laut oder leise, Bewegung sacht oder energisch sein.
- Raum (Tonraum und Bewegungsraum): Klang und Bewegung bringen den Menschen in Beziehung zum Raum.
- Form (Gestalt): Sie ist das ordnende Element und äußert sich in Bewegungsformen oder in Anweisungen („Bildet einen Kreis." – „Setzt euch.").

Diese vier Elemente haben eine unübersehbare Parallele zur Sprache, weil sie dort ebenfalls eine tragende Rolle spielen: Auch die Sprache variiert in Rhythmus, Dynamik, Raum und Form. Es handelt sich also gewissermaßen um Grundelemente des Sprechens, die durch die Rhythmik vermittelt werden können.

Übungen und Spielanregungen

Die Wirkungsbereiche der Rhythmik werden theoretisch in sechs Gruppen eingeteilt: Ordnungsübungen, sensomotorische Übungen, Konzentrationsübungen, soziale Übungen, Phantasieübungen und begriffsbildende Übungen. In der Praxis greifen diese Bereiche natürlich stark ineinander über. Dennoch sollen sie im folgenden anhand praktischer Beispiele gesondert angeführt werden.

Ordnungsübungen

Diese Übungen stehen häufig am Beginn einer Rhythmikstunde. Sie sollen den Kindern einerseits helfen, sich auf die Stunde einzustellen und das hinter sich zu lassen, womit sie bisher beschäftigt und ausgefüllt waren; sie sollen sich sammeln, konzentrieren und zu einer inneren Ordnung kommen. Andererseits dienen die Übungen dazu, den Kindern eine Ordnung bei der Ausführung ihrer Bewegungen vorzugeben. Denn von der Qualität der Bewegungen hängt das Gelingen der Übung ab.

- Bei der hier beschriebenen Übung werden verschiedene Instrumente eingesetzt, zum Beispiel eine Rassel, ein Triangel und ein Klavier. Jedem Instrument ist eine bestimmte Bewegung zugeordnet – beispielsweise Gehen, Schleichen, Hüpfen. Die Kinder bewegen sich zuerst frei im Raum. Sobald sie das erste Instrument hören, sollen sie die zugehörige Bewegung machen, sobald das Instrument wechselt, muß auch die Bewegung geändert werden.

Sensomotorische Übungen

„Sensomotorisch“ bedeutet wörtlich übersetzt „die Sinne und die Bewegung betreffend“. Sensomotorische Übungen sind dementsprechend darauf ausgerichtet, die Sinne anzuregen und die Motorik und Körperkoordination zu verbessern. Auch hier kann es, wie bei den Ordnungsübungen, darum gehen, Gehörtes in Bewegung umzusetzen, es kann aber ebenso um das Erfassen und Umsetzen eines Rhythmus', das blinde Ertasten von Gegenständen oder eine Geschicklichkeitsübung wie Balancieren auf einem Seil gehen.

- Die Kinder bewegen sich zu Musik durch den Raum. Im Raum sind gut verteilt mehrere Gegenstände aufgestellt, zum Beispiel Stühle, Kegel, Holzklötze. Die Kinder sollen an den Hindernissen vorbeilaufen, ohne sie anzurempeln oder umzustoßen.

Konzentrationsübungen

Das Ziel dieser Übungen besteht darin, das Körperbewußtsein zu verbessern, auf unbewußte Bewegungen, Haltungen und Gewohnheiten aufmerksam zu machen und sie, wo nötig, zu korrigieren.

- Die Kinder sitzen verteilt im Raum auf dem Boden. Jedes hält eine Schnur in der Hand. Die Leiterin oder der Leiter geht von Kind zu Kind und zeichnet jedem mit dem Finger eine Form auf den Rücken. Danach soll das Kind diese Form mit der Schnur legen.

- Eines der Kinder liest aus einem Buch vor oder sagt ein kleines Gedicht auf. Anschließend unterhält sich die

Gruppe darüber, wie sie das Gehörte aufgenommen hat: War die Stimme hoch oder tief, rauh oder samtig, kräftig oder piepsig, melodisch oder eintönig?

Soziale Übungen

Ein sehr wichtiges Ziel der Rhythmik besteht darin, innerhalb einer Gruppe die Kommunikationsfähigkeit zu verbessern und auf einen guten Umgang miteinander zu achten. Sich anpassen und einordnen zu können ist dabei ebenso wichtig wie Führung und Verantwortung zu übernehmen.

- Jeweils zwei Kinder stehen einander gegenüber und berühren sich nur mit den Fingerspitzen. Eines der Kinder übernimmt die Führung, das andere läßt sich mit geschlossenen Augen, eventuell an Hindernissen vorbei, durch den Raum dirigieren.

- Die Kinder sitzen im Kreis und klatschen. Sobald eines der Kinder sich entschließt, ein anderes Geräusch zu machen, zum Beispiel mit den Füßen zu stampfen, folgen ihm die anderen. Dann bringt wieder ein anderes Kind eine neue Spielart ein. Das Spiel wird so lange fortgesetzt, bis jedes Kind an der Reihe war.

Phantasieübungen

Wie schon erwähnt, spielt in der Rhythmik der künstlerisch-kreative Aspekt eine wichtige Rolle. Phantasie ist eine wesentliche Voraussetzung für schöpferisches Gestalten und soll deshalb durch entsprechende Übungen angeregt werden.

- Die Kinder bekommen als Aufgabe, bis zur nächsten Stunde eine bekannte Person gut zu beobachten. In der folgenden Stunde sollen sie dann versuchen, diese Person anhand charakteristischer Bewegungen und Tätigkeiten darzustellen. Die anderen Kinder sollen erraten, um welche Tätigkeiten (eventuell auch um welche Person) es sich handelt.

- Die Leiterin oder der Leiter schlägt mit einem Instrument einen langsamen Zweiertakt. Nacheinander sollen die Kinder eine Bewegung dazu erfinden, die in diesen Takt paßt.

Begriffsbildungsübungen

Hier ist er wieder: der Zusammenhang zwischen Rhythmik und Sprache, der oben schon erwähnt wurde. Begriffsbildungsübungen sind so angelegt, daß gleichzeitig mit einer Bewegungsausführung die Elemente Raum, Form, Zeit oder Kraft erfaßt werden. Die Kinder bekommen die Begriffe zum einen rhythmisch-musikalisch vermittelt, zum anderen werden sie sprachlich benannt.

- Das können räumliche Begriffe (hoch – tief, weit – eng, oben – unten), musikalische Begriffe (schnell – langsam, laut – leise) oder Bewegungsbegriffe (laufen, stampfen, rollen) sein.

  Zum Beispiel laut und leise: Die Leiterin oder der Leiter spielt auf dem Klavier abwechselnd piano und forte. Die Kinder bewegen sich dazu mal laut, mal leise.

Instrumente und Material

Man sieht: Rhythmik umfaßt viel mehr als das, was man sich üblicherweise unter diesem Begriff vorstellt. Was den Einsatz von Materialien und Instrumenten betrifft, ist die rhythmische Erziehung ebenfalls sehr vielfältig angelegt.

Im Prinzip ist es den persönlichen Vorlieben und Fertigkeiten des Rhythmikerziehers überlassen, welche Instrumente er einsetzen will. Das kann neben der eigenen Stimme ein Melodieinstrument (Klavier, Flöte), ein Klanginstrument (Gong, Triangel, Klangstäbe) oder ein Schlaginstrument (Trommel, Xylophon, Schellen) sein.

Mimi Scheiblauer hat für die heilpädagogische Rhythmik außerdem Geräte und Materialien entwickelt, die eigens auf die speziellen Anforderungen der Rhythmik zugeschnitten sind. Dazu gehören unter anderem: Schlaghölzchen, Rasselbüchse, Reifen, Litzenseil, Zauberschnur, ein großer, genoppter Plastikball. Diese Geräte haben einen besonderen Aufforderungscharakter, denn sie sind durch ihre Farben, Formen und Geräusche sehr geeignet, Kinder zu Spiel, Bewegung und kreativer Gestaltung anzuregen.

Wo wird Rhythmik angeboten?

Es gibt für Kinder verschiedene Möglichkeiten, in den Genuß einer rhythmisch-musikalischen Erziehung zu kommen.

Als besondere Form der heilpädagogischen Förderung wird Rhythmik in Behinderteneinrichtungen eingesetzt. Sie läuft dann im Rahmen des Förderprogramms dieser Einrichtungen. Rhythmische Erziehung wird darüber hinaus auch in manchen Kindergärten, Schulen und Horten oder in Einrichtungen der Jugend- und Sozialarbeit angeboten.

Vereinzelt besteht für Kinder und Erwachsene auch die Möglichkeit, Rhythmikstunden im Rahmen eines eigenständigen Bildungsangebots wahrzunehmen. Ein solches Angebot besteht zum Beispiel beim Institut Rhythmikon in München, das hier in aller Kürze vorgestellt wird:

Das Rhythmikon, vor mehr als 40 Jahren von Amélie Hoellering gegründet, war ursprünglich als Bildungsstätte nur für Kinder gedacht. Das Kursangebot wurde aber bald auf Erwachsene ausgeweitet. Ziel des Rhythmikon ist die Vermittlung einer rhythmischen Erziehung in der Tradition von Emile-Jacques Dalcroze, Elfriede Feudel und Amélie Hoellering. „Unser Ziel ist, den Menschen in seiner Ganzheit, also auf der körperlichen, emotionalen und geistigen Ebene, anzusprechen und ihn dadurch zu unterstützen und zu fördern", sagt die Rhythmikerzieherin Maria Wenning-Knott. „Wir arbeiten aus dem Dialog heraus. Das heißt, wir bereiten die Rhythmikstunden nicht vor, indem wir genau festlegen, was wir machen, sondern holen die Teilnehmer da ab, wo sie stehen. Wir greifen ihre Ideen auf und entwickeln Aufgaben daraus. Jeder soll sich nach seinen persönlichen Möglichkeiten entfalten und in den Aufgaben eigene Lösungen finden können."

Die Rhythmikgruppen für Kinder sind nach Altersgruppen von vier bis zwölf Jahren eingeteilt. Die Kurse finden jeweils einmal pro Woche in Gruppen bis zu zwölf Teilnehmern statt. Probestunden zum Schnuppern und Kennenlernen sind jederzeit möglich. Die Kursgebühren (derzeit 44 Euro pro Monat) müssen in der Regel aus eigener Tasche finanziert werden, nur in besonderen Fällen werden sie auf Antrag erstattet.

10. Kapitel:

Audio-Psycho-Phonologie – hören wie im Mutterleib

Bisher kam es schon mehrmals zu Sprache: Von besonderer Bedeutung für die gesunde Sprachentwicklung ist eine intakte auditive Wahrnehmung. Liegt in diesem Bereich eine Störung vor, so kann das mitunter gravierende Auswirkungen haben. Und zwar nicht nur auf die Sprache allein.

Eine betroffene Mutter, nennen wir sie Andrea Bleicher, kann aus Erfahrung bestätigen, wie ratlos man in einer solchen Situation ist. Vor allem, weil man kaum eine Chance hat, wirksame Hilfe zu finden, solange die Ursachen nicht geklärt sind.

„Es gab zwar schon während der Schwangerschaft einige Komplikationen, die mir Sorgen machten. Aber ich hatte nicht die geringste Ahnung, was noch alles auf uns zukommen würde. Bei der Geburt bekam mein Sohn zu wenig Sauerstoff und wäre beinahe erstickt. In den ersten Lebensmonaten war er ein richtiges Schreibaby. Später kamen dann immer mehr Auffälligkeiten zum Vorschein. Er war hyperaktiv, seine Sprachentwicklung war deutlich gestört, und auch emotional reagierte er völlig anders als andere Kinder."

Diese Schilderung läßt ahnen, welch anstrengende Zeiten Andrea Bleicher mit ihrem Sohn Daniel in seinen ersten Lebensjahren durchzustehen hatte. Doch dann trat plötzlich ein unerwartetes Ereignis ein. Als Daniel sechs Jahre alt war, machte seine Entwicklung einen deutlichen Sprung. Andrea Bleicher ist überzeugt, daß dieser glückliche Umstand hauptsächlich der Audio-Psycho-Phonologie nach Tomatis zu verdanken war, einer Therapie zur Verbesserung der Hörwahrnehmung. Wenige Monate, bevor Daniel zur Schule kam, hörte sie erstmals von dieser Therapie und meldete ihren Sohn kurzentschlossen an – ein günstiger Zeitpunkt, wie sich herausstellen sollte.

„Kaum zu glauben, wie schnell die ersten Erfolge sichtbar wurden. Schon nach einer Woche Therapie war Daniel wie ausgewechselt. Er schäumte direkt über vor Lebensfreude. Vorher konnte er keinen Blickkontakt halten und keine Zärtlichkeiten ertragen, jetzt suchte er förmlich danach. Überhaupt wurde er mit der Zeit viel aufmerksamer und liebevoller. Seine weiche, verletzliche Seite kam endlich zum Vorschein. Früher hatte er immer nur herumgebrüllt, wenn er meinte, sich wehren zu müssen. Auch seine Sprache wurde allmählich fließender, es gelang ihm immer besser, seine Erzählungen flüssig und verständlich in einen sinnvollen Ablauf zu bringen. Sogar seine Körperhaltung veränderte sich, wurde lockerer. Diese Veränderungen fielen auch Außenstehenden auf, die nichts von der Therapie wußten. Für den Schulstart brachte Daniel natürlich nun viel bessere Voraussetzungen mit."

Hören und singen

Gehör, Gefühlswelt und Stimme hängen zusammen – das will der Name „Audio-Psycho-Phonologie" andeuten. Um eine genauere Vorstellung zu bekommen, was all die positiven Veränderungen bei Daniel ausgelöst haben könnte, soll die Theorie und Praxis dieser Therapie nun etwas näher in Augenschein genommen werden.

Das Verfahren geht zurück auf den französischen Hals-Nasen-Ohren-Arzt Dr. Alfred Tomatis, der 1920 als Sohn eines bekannten Opernsängers geboren wurde. Nach dem Studium der Medizin und Psychologie eröffnete Tomatis Mitte der 40er Jahre eine HNO-Praxis in Paris und begann, Kollegen seines Vaters wegen vermeintlicher Stimmprobleme zu behandeln. Schon seit längerem vermutete er gewisse Zusammenhänge zwischen dem Gehör und der Stimme. Deshalb führte er bei den Sängern, die in seine Praxis kamen, Frequenzanalysen durch. Das heißt, er testete zuerst das Hör- und dann das Stimmvermögen seiner Patienten. Dabei stellte er fest, daß genau die Frequenzen, die seine Patienten nur schlecht hören konnten, auch in ihrer Stimme vermindert enthalten waren. Jetzt folgte das eigentliche Experiment. Tomatis hatte einen einfachen Apparat entwickelt, der die Stimme mit dem vollen Frequenzspektrum, also auch den nur schwach vertretenen Frequenzen, anreicherte. Er ließ die Patienten erneut singen, diesmal mit aufgesetzten Kopfhörern, aus denen sie ihre korrigierte Stimme hören konnten. Und augenblicklich waren in der Gesangsstimme die bisher reduzierten Frequenzen „voll da“. Die vermeintlichen Stimmprobleme waren also in Wirklichkeit Hörprobleme.

Diese Entdeckung wurde 1957 unter der Bezeichnung „Tomatis-Effekt“ an der französischen Akademie der Wissenschaften in Paris hinterlegt. Zu diesem Zeitpunkt war Tomatis schon tiefer in die Materie eingedrungen. Er glaubte, daß das „ideale Gehör“ nicht nur für die Stimme optimale Voraussetzungen schafft, sondern auch für zahlreiche körperlich-geistig-seelische Funktionen und damit für das Gesamtbefinden. Außerdem war er überzeugt, daß sich Hörprobleme durch gezieltes Training auf Dauer korrigieren lassen. Fortan widmete er sich mit aller Hingabe der Erforschung dieses komplexen Aufgabenfelds. Damit war der Grundstein für das Verfahren gelegt, das sich heute „Audio-Psycho-Phonologie“ oder „Horchtherapie“ nennt.

Hören und horchen

„Horchen“ ist in der Audio-Psycho-Phonologie ein wichtiger Begriff. Um ihn nach dieser Sichtweise einordnen zu können, sollte man zunächst einmal den Aufbau des menschlichen Ohrs studieren. Es ist in drei Hauptabschnitte untergliedert: das äußere Ohr, das Mittelohr und das Innenohr.

Lange Zeit waren sich die Wissenschaftler darüber uneinig, ob schon das ungeborene Kind im Mutterleib etwas hören kann. Mittlerweile weiß man: Das Innenohr, das aus dem *Vestibulum* (Gleichgewichtsorgan) und der *Cochlea* (Hörschnecke) besteht, ist schon im fünften Schwangerschaftsmonat, das heißt noch vor dem Aufbau des zentralen Nervensystems, beim Embryo voll entwickelt. Es empfängt Schallimpulse, die mittels Vibrationen von den Beckenknochen der Mutter auf die Schädelknochen des Kindes übertragen werden. Diese Impulse dienen als Basisinformationen zur weiteren Entwicklung des Gehirns und der Muttersprache.

Das Mittelohr hingegen fängt erst nach der Geburt an zu arbeiten. Nun kann das Ohr auch Schallwellen empfangen, die über die Luft transportiert werden. Sie treffen im Außenohr ein und werden von dort über das Trommelfell und Mittelohr ans Innenohr weitergeleitet.

Knochen- und Luftleitung sind also die zwei Kanäle, über die Schallimpulse im Ohr empfangen werden. Darauf baut die weitere Entwicklung des Gehörs und der Hörverarbeitung auf. Denn nach und nach lernen Ohr und Gehirn nun, gezielte Informationen (Musik, Worte) von den Umgebungsgeräuschen zu unterscheiden, sie quasi herauszufiltern. Es entsteht die Fähigkeit des gezielten *Horchens* – im Vergleich zum rein passiven Hören. Sie ist eine wesentliche Voraussetzung dafür, daß das Kind den Sinn gehörter Worte später richtig erfassen und verarbeiten kann.

Wenn die Hörverarbeitung beeinträchtigt ist

Wie bei allen komplizierten Vorgängen können auch in diesem Entwicklungsprozeß Störungen auftreten, die sich auf die Hörverarbeitung ungünstig auswirken. Dafür gibt es aus der Sicht der Audio-Psycho-Phonologie vielerlei Ursachen: eine Risikoschwangerschaft etwa, die die Mutter über längere Zeit zum Liegen zwingt, Komplikationen im Verlauf der Geburt oder häufige Mittelohrentzündungen im Kleinkindalter. Aber auch psychische Ursachen, wie zum Beispiel eine streßgeprägte Schwangerschaft oder traumatische Erlebnisse nach der Geburt, können die Entwicklung des Gehörs und damit der Hörverarbeitung beeinflussen.

Ebenso vielfältig wie die Ursachen sind die möglichen Folgen. So können beim Kind zum Beispiel vestibuläre Störungen (Störungen des Gleichgewichts) auftreten, die sich auf die motorischen Fähigkeiten auswirken. Die Körperhaltung ist schlaff, die Bewegungen wirken unkoordiniert, das Rhythmusgefühl ist schlecht ausgeprägt.

Auch das räumliche Hören kann beeinträchtigt sein. In diesem Fall kann das Ohr die Richtung, aus der ein akustisches Signal kommt, nicht erkennen. Der Betroffene ist also jedes Mal gezwungen, die Geräuschquelle – beispielsweise einen fallenden Gegenstand – mit den Augen zu suchen. Das erzeugt nicht nur Schreck und Unsicherheit, es stört auch die Konzentration.

Bemerkenswert ist, daß bei solchen Beeinträchtigungen das Mittelohr physiologisch oft trotzdem relativ gut funktioniert. Es kann also durchaus sein, daß sich bei einer HNO-Untersuchung keinerlei *akustische* Hörprobleme feststellen lassen. Und trotzdem kann das Kind vieles, was gesagt wird, nicht verstehen, wenn die Differenzierung, Selektion und Verarbeitung des Gehörten erschwert ist. Anders gesagt, wenn die Fähigkeit des Ohrs, bestimmte Töne herauszufiltern, beeinträchtigt ist. Das Kind wird mit akustischen Reizen überflutet, weil es nicht in der Lage ist, Umgebungsgeräusche auszublenden und sich auf bestimmte Schallereignisse zu konzentrieren. Man spricht von einer Störung der Hörverarbeitung oder Hörwahrnehmung.

Je älter das Kind wird, desto mehr Probleme können aus einer Beeinträchtigung der Hörentwicklung entstehen. War es anfangs vielleicht „nur" ein gestörter Bewegungsablauf und/oder eine verzögerte Sprachentwicklung, so gesellen sich im Schulalter dann womöglich eine Lese-Rechtschreib-Schwäche, allgemeine Lernstörungen, Konzentrations- und Aufmerksamkeitsprobleme hinzu. Daß sich solche Probleme auch auf das Selbstvertrauen und Verhalten des Kindes auswirken können, wissen leidgeprüfte Eltern aus Erfahrung zu bestätigen.

Zurück zu den Anfängen

Die Audio-Psycho-Phonologie ist darauf ausgerichtet, solche Störungen ursächlich zu beheben. Ursächlich bedeutet: Im Verlauf der Therapie wird der gesamte Ablauf der Entwicklung – von der Klangwelt im Mutterleib über das Hören unmittelbar nach der Geburt bis hin zum „Horchen" auf gezielte Schallquellen – nochmals nachvollzogen. Auf diese Weise soll zum einen das Gehör mitsamt den damit verbundenen Funktionen wie Bewegen, Sprechen, Lesen und Schreiben nachreifen. Zum anderen soll die Persönlichkeit, die bisher durch die gestörte Hörwahrnehmung beeinträchtigt war, gestärkt werden.

Von den pädagogisch-therapeutischen Anwendungsmöglichkeiten der Horchtherapie können übrigens nicht nur Kinder, sondern auch Erwachsene profitieren. Denn abgesehen von den erwähnten Beeinträchtigungen stellt diese Methode auch eine Besserung vieler anderer Probleme in Aussicht: zum Beispiel von Streß und Ängsten, Kontaktproblemen, Autismus, Depressionen, Konzentrations- und Schlafstörungen, Migräne, Tinnitus und Hörsturz. Das Horchtraining soll außerdem Kreativität, Gedächtnis- und Konzentrationsvermögen verbessern und die Fähigkeit zur Tiefenentspannung fördern.

Die faszinierenden Wechselwirkungen zwischen Gehör, Psyche, Stimme und Sprache haben Dr. Tomatis zeitlebens beschäftigt. Dafür spielten nicht zuletzt persönliche Gründe eine Rolle. Er selbst war eine Frühgeburt und ein unerwünschtes Kind, und es gab für ihn keinen Zweifel, daß die Umstände vor, während und nach seiner Geburt nicht nur seine Persönlichkeit prägten, sondern auch seine Forschungstätigkeit enorm vorantrieben. Deshalb, so erklärte er einmal, „bemühe ich mich um Aufklärung der außergewöhnlichen Phasen in der Entwicklung des Fötus und deren Einflüsse auf das ganze Leben eines Menschen."

Dr. Tomatis starb im Dezember 2001 im Alter von fast 82 Jahren. Seine Audio-Psycho-Phonologie wird heute weltweit in mehr als 200 Therapieeinrichtungen durch speziell ausgebildete Therapeuten praktiziert.

Wie die Therapie abläuft

Wenn Sie eine Horchtherapie nach Tomatis in Betracht ziehen, brauchen Sie ein gutes Zeitmanagement. Denn das Verfahren ist in mehrere Therapieblöcke untergliedert, die sich nicht so ohne weiteres in einen vollen Terminkalender einschieben lassen.

Der Hörstatus bestimmt den Kurs

Am Anfang einer Horchtherapie steht eine etwa ein- bis dreistündige Sitzung, die der genauen Abklärung dient. Der Therapeut bestimmt zunächst den Hörstatus des Patienten, indem er einen Hörverarbeitungstest durchführt und dazu eine Hör-/Horchkurve zeichnet. Dieser Test soll Aufschluß über die Hörfähigkeit und das Horchvermögen des Patienten geben. Dabei wird nicht nur das linke und rechte Ohr, sondern auch die Knochenleitung, also die Weiterleitung von Schall über die Schädelknochen zum Innenohr, überprüft. Der Test ermittelt auch, inwieweit der Patient in der Lage ist, verschiedene Tonhöhen voneinander zu unterscheiden. Außerdem wird das räumliche Hören und die „Hördominanz" getestet. Denn Dr. Tomatis zufolge gibt es genau wie Rechts- und Linkshänder auch Rechts- und Linkshörer. Rechtshörer sind aus seiner Sicht im Vorteil, denn sie können Gehörtes schneller verarbeiten als Linkshörer. Da das Sprachzentrum in der linken Gehirnhälfte liegt und die Hörbahnen zum Gehirn sich überkreuzen, treffen Informationen vom rechten Ohr aus schneller dort ein.

Mit dem Hörverarbeitungstest hat der Therapeut eine erste Bestandsaufnahme gemacht und kann daraus schon einige Rückschlüsse ziehen. Nun folgt Teil zwei der Abklärung: ein ausführliches Gespräch über die bisherige Entwicklung (Anamnese) und über die Ziele, die mit der Horchtherapie angestrebt werden. Bei Kindern sollten nach Möglichkeit beide Eltern bei dem Gespräch anwesend sein. Sie werden nicht nur in die Anamnese einbezogen, sondern von beiden wird auch eine Horchkurve erstellt und mit der des Kindes verglichen. Die Mutter spielt darüber hinaus noch eine besondere Rolle. Im ersten Abschnitt des Horchtrainings wird ihre Stimme aufgezeichnet und ist dann ein wichtiger Bestandteil des Therapieprogramms.

Katzenmusik und Ohrmuskelkater: der erste Therapieabschnitt

Das Grundprogramm des ersten Therapieblocks verteilt sich über 15 aufeinanderfolgende Tage (einschließlich Samstage und Feiertage). Der Patient trägt bei den Sitzungen täglich zwei Stunden lang Kopfhörer, aus denen eine festgelegte Abfolge von individuell eingestellten und gefilterten Klängen zu hören ist: mal ist es Musik von Wolfgang Amadeus Mozart, mal sind es gregorianische Gesänge. Für die Knochenleitung sind die Kopfhörer zusätzlich mit einem separat regelbaren Vibrator ausgestattet, der auf der Schädeldecke aufsitzt.

Nach einigen Tagen wird das Programm erweitert. Nun ist auch die Stimme der Mutter zu hören. Sie ist allerdings stark gefiltert und daher für den Patienten nicht bewußt zu identifizieren. Steht eine Aufnahme der Mutterstimme nicht zur Verfügung, wird sie durch weitere hochgefilterte Mozart-Musik ersetzt.

Die Klänge werden im Verlauf der Therapie Schritt für Schritt gefiltert. Auf diese Weise fallen allmählich die niedrigen Frequenzen heraus, bis am Ende nur noch hohe

Frequenzen zu hören sind. Das ergibt ein ziemlich verzerrtes Klangbild und hört sich für viele zu Beginn an wie reinste Katzenmusik. Doch die gefilterte Musik und Mutterstimme haben ihren Sinn. Sie sollen den Patienten in das vorgeburtliche Klangmilieu zurückführen. Forschungen haben nämlich ergeben, daß in der Klangwelt des Uterus vor allem hohe Frequenzen auf das Innenohr des Babys einwirken. Wenn die Mutter spricht, wird ihre Stimme über die Knochenleitung, das heißt vom Kehlkopf über die Wirbelsäule zum Becken und damit zum Kopf des Fetus, übertragen. Durch die Filterwirkung der Knochen fallen bei diesem Transport die tieferen Frequenzen heraus, die hohen bleiben weitgehend erhalten.

Parallel zu den gefilterten Tönen wird im ersten Therapieblock auch eine behutsame Mikrogymnastik der Mittelohrmuskeln eingeführt, die später noch intensiviert wird. Und das geht so: In den Klängen, die aus den Kopfhörern dringen, wechseln sich höhere und tiefere Frequenzen unvermittelt ab. Bewerkstelligt wird dies mittels einer Kippschaltung, die ständig zwischen zwei Kanälen, Kanal A und B, wechselt. Das bewirkt in den Mittelohrmuskeln ein abwechselndes An- und Entspannen, so daß manche Patienten im ersten Therapieblock geradezu einen Muskelkater in den Ohren verspüren.

Von Langeweile keine Spur

Was macht nun ein Patient, der täglich zwei Stunden am Kopfhörer hängen muß – vor allem, wenn es ein Kind ist? Natürlich ist niemand zum Nichtstun und Stillsitzen verdonnert. Im Gegenteil, die Beschäftigungsmöglichkeiten während der Therapiesitzungen sind recht vielfältig. Sie reichen von Geschicklichkeitsspielen, Puzzles und Handarbeiten bis hin zum Malen oder Zeichnen von Bildern.

Die Kopfhörerkabel sind lang genug, daß ein gewisser Bewegungsspielraum gewährleistet ist. Kinder sind im übrigen während der Hörkur nicht sich selbst überlassen. Sie haben immer eine Betreuung zur Seite, die kleine Durchhänger durch Spielangebote aufzufangen versucht. Matratzen oder bequeme Liegesessel laden bei Bedarf zum Ausruhen ein, denn Schlafen ist für den Erfolg der Hörkur kein Hindernis. Nur Tätigkeiten, die das Sprachzentrum direkt aktivieren, wie zum Beispiel Lesen und Schreiben, sind während der Sitzungen nicht erlaubt.

Die Mutter beziehungsweise der Vater bleiben in die Therapie des Kindes immer einbezogen. Sie geben also ihren Nachwuchs nicht einfach beim Therapeuten ab und kommen dann nach zwei Stunden wieder vorbei. Vielmehr verbringt ein Elternteil – meistens die Mutter – die Behandlungszeit in einem separaten Raum und empfängt dort über Kopfhörer ein Begleitprogramm: Es besteht ebenfalls aus gefilterter Musik, ist aber nicht individuell eingestellt. Einen gewissen therapeutischen Effekt hat auch dieses Begleitprogramm, weil es Erholung und Entspannung vermitteln und die Stimmung aufhellen kann. Vor allem aber hat es den Sinn, daß die Eltern die Therapie nachvollziehen können, damit sie ihr Kind später nicht ungewollt und unbewußt wieder in alte Verhaltensweisen zurückdrängen.

Wie neu geboren

Nach dem ersten Therapieabschnitt folgt eine Pause von etwa drei bis fünf Wochen. Daran schließt sich der zweite Therapieblock an, der, ebenso wie alle weiteren Therapieblöcke, acht Tage dauert. Der Fortschritt der Therapie wird in regelmäßigen Abständen durch Tests und Gespräche (ähnlich wie bei der ersten Abklärung, nur nicht so ausführlich) kontrolliert. So kann der Therapeut als nächsten Schritt den Zeitpunkt der „akustischen Geburt“ festlegen. Wenn sich die Hörkurve und das Verhalten des Patienten positiv verändert und stabilisiert hat, ist es so weit: Das simulierte vorgeburtliche Hören wird abgelöst durch das Hören nach der Geburt. Dazu werden die tiefen Frequenzen schrittweise wieder eingeblendet, die Gymnastik der Mittelohrmuskeln wird verstärkt und das Hören über das rechte Ohr intensiviert, um dessen Dominanz zu stabilisieren. Die gefilterte Mutterstimme fällt nun weg, statt dessen ergänzen Geschichten und Lieder das bisherige Musikprogramm. Damit wird an die Bedeutung von Märchen, Reimen und Kinderliedern während der frühkindlichen Gehörentwicklung angeknüpft.

Die Persönlichkeit entfalten

Jetzt steht noch ein letzter Therapieabschnitt an – die aktive Sprachphase, in der der Vater das Kind begleiten soll. Sie enthält als neuen Programmpunkt Sprechübungen, die mit Frequenzkorrekturen über Kopfhörer gemacht werden. Diese Übungen sollen die Wahrnehmung der eigenen Stimme, die Eigenwahrnehmung insgesamt und das auditive Gedächtnis verbessern. Der Patient soll außerdem befähigt werden, noch nach der Therapie die Hörverarbeitung über die eigene Stimme, unabhängig von Kopfhörern und anderen Hilfsmitteln, weiterzutrainieren.

Damit ist das Ziel erreicht. Der Patient sollte nun seine Hörwahrnehmungsprobleme im Rahmen des Möglichen überwunden haben. Er sollte auch in der Lage sein, seine vielfältigen Ausdrucksmöglichkeiten – sei es über Stimme, Bewegung, Gestik oder künstlerische Gestaltung – und damit letztlich seine Persönlichkeit zu entfalten.

Die Audio-Psycho-Phonologie unter die Lupe genommen

Wieder stehen Sie vor der Entscheidung: Kommt die Therapie für meinen Sprößling in Frage? Vermutlich wird Sie die Entscheidung bei der Audio-Psycho-Phonologie besonders viel Überlegung kosten – wegen einiger Hürden, die es hierbei zu überwinden gilt.

Zeit und Kosten

Da ist zunächst einmal der schon erwähnte Zeitaufwand. Mindestens drei Therapieblöcke, nämlich einmal 15 Tage und zweimal acht Tage, müssen Sie einplanen, wenn das Horchtraining Erfolg haben soll. Es kann allerdings sein, daß das nicht ausreicht. Denn die genaue Anzahl der Therapieeinheiten hängt ganz davon ab, mit welchen individuellen Problemen der Patient in die Behandlung kommt und wie schnell die Methode anschlägt. Und das zeigt sich erst im Verlauf der Therapie. Hinzu kommt, daß die Abstände zwischen den Therapieblöcken immer in etwa gleich groß sein sollten. So gesehen kann schon eine längere Urlaubsreise die Planung kompliziert gestalten.

Viele Eltern befürchten außerdem, daß ihr Kind im Verlauf der Behandlung die Lust verliert und nicht mehr hingehen will. Auch diese Sorge ist verständlich, wenngleich sie sich meistens als unbegründet herausstellt. Denn das vielfältige Spielangebot während der Hörkur bietet reichlich Abwechslung und Zerstreuung. Zudem spüren Kinder oft intuitiv, wenn die Therapie greift. Das kann auch Daniels Mutter bestätigen: „Er hat es einmal so formuliert: ‚Mama, ich will eigentlich nicht zum Horchen, aber ich merke, daß es mir gut tut.'"

Bleibt außerdem noch das Zeitproblem für den begleitenden Elternteil. Sich täglich (außer sonntags) mehrere Stunden für Therapie sowie Hin- und Rückweg frei zu halten, ist keine Kleinigkeit. Für Berufstätige dürfte es zumindest sehr schwierig sein. Ebenso für junge Familien, wo außer dem kleinen Patienten vielleicht noch jüngere Geschwister da sind, die man nicht unbeaufsichtigt zuhause lassen kann.

Die größte Hürde aber, die Sie zu überwinden haben, ist zweifellos die Kostenfrage. Leider können Sie weder von den gesetzlichen Krankenkassen noch von einer privaten Krankenversicherung erwarten, daß sie die Kosten für die Audio-Psycho-Phonologie übernehmen. Und das nötige Geld hat nicht jeder auf der hohen Kante. Um die 2000 bis 2400 Euro müssen Sie für eine Horchtherapie mit drei Therapieblöcken veranschlagen. Bei weiteren Therapieabschnitten kommen noch entsprechende Kosten hinzu.

Die Erfolgsaussichten

So viel zu den Hindernissen. Wie sieht es mit den Vorteilen aus? Welchen Erfolg dürfen Sie sich von der Audio-Psycho-Phonologie versprechen? Leider läßt sich dies – wie im Prinzip bei jeder Therapie – nicht in den Einzelheiten vorhersagen. Andrea Bleichers Kommentar dazu: „Bei Daniel hat sich durch die Therapie vieles enorm verbessert. Aber gänzlich behoben sind seine Störungen nicht – das hatte ich ohnehin nicht erwartet. Alles in allem kann ich trotzdem sagen: Ich möchte die Erfahrung nicht missen. Sie war zum damaligen Zeitpunkt genau das Richtige für Daniel."

Andrea Bleicher ging die Sache damals recht gelassen an. Das hat offenbar zum Erfolg der Therapie beigetragen. Deshalb ist es ratsam, ihrem Beispiel zu folgen. Wenn Sie schon zu Beginn der Therapie nervös werden, weil sich

Ihrer Ansicht nach nicht schnell genug etwas tut, wird Ihr Kind das spüren und möglicherweise unter Druck geraten. Das kann wiederum die Erfolgsaussichten mindern – ein Teufelskreis. Versuchen Sie daher Ihre Erwartungen nicht zu hoch zu schrauben.

Gehen Sie es mit Ruhe an

Ein eindeutiger Pluspunkt für die Audio-Psycho-Phonologie ist: Sie stehen nicht unter Terminzwang. Bei vielen Therapien ist ja eine gewisse Eile geboten. Sie sollen möglichst schon vor Schuleintritt stattfinden, weil eine frühzeitige Förderung die besten Erfolge verspricht. Beim Horchtraining ist das anders. Für die *Erfolgsaussichten* spielt es keine wesentliche Rolle, wie alt der Patient ist. Sie brauchen sich also nicht unnötig unter Zeitdruck zu setzen.

Ein weiterer Vorteil: Der zeitliche Rahmen der Therapie ist überschaubar. Die Therapie ist innerhalb von Wochen abgeschlossen und zieht sich nicht, wie es sonst meist der Fall ist, über Monate oder gar Jahre hin. Deshalb werden auch die Behandlungserfolge schneller sichtbar. Viele Begleitpersonen (Eltern) stellen außerdem nach kurzer Zeit überrascht fest, daß ihnen ihre „Anwesenheitspflicht“ alles andere als lästig ist. Wann sonst nimmt man sich täglich zwei Stunden Zeit für Entspannung und regenerative Pausen? „Es ist wie eine Kur mitten im Alltag“, bestätigen Eltern immer wieder.

Viele Horchstudios bieten übrigens regelmäßig Informationsabende oder einen Tag der offenen Tür an. Das ist eine gute Gelegenheit, sich im Studio umzusehen, die Kopfhörer zu testen, die Räume und die Umgebung auf sich wirken zu lassen und alle anstehenden Fragen mit dem Therapeuten oder der Therapeutin zu besprechen.

Interessanterweise kommt es nicht selten vor, daß neben dem eigentlichen „Kandidaten“ noch andere Familienmitglieder in die Therapie einsteigen. Das war zum Beispiel bei Andrea Bleicher so. Nachdem ihr Sohn die Behandlung abgeschlossen hatte, gönnte sie auch ihrer älteren Tochter und sich selbst eine Horchtherapie – und war mit den Ergebnissen nicht weniger zufrieden.

11. Kapitel:

Homöopathie – die andere Medizin

Geht es Ihnen auch so, daß die Sorge um das eigene Wohlbefinden ständig hinter den Alltagserfordernissen zurückstehen muß? Für mich jedenfalls war Gesundheit früher nicht unbedingt ein Thema mit oberster Priorität. Ich dachte wie viele: Kleine Unpäßlichkeiten und Beschwerden muß man eben ignorieren! Und wenn das nicht mehr geht, wenn sich das Kinkerlitzchen zu einer Krankheit ausgewachsen hat, schleppt man sich zum Arzt und läßt sich ein handfestes Medikament verschreiben. Denn spätestens am nächsten Tag soll man ja wieder fit sein ...

Inzwischen hat sich meine Einstellung geändert. Den entscheidenden Anstoß dazu gab zweifellos unser Nachwuchs. Nach der Geburt unseres ersten Kindes begann ich, die Sache anders zu sehen und mir mehr Gedanken zu machen: Soll ich meinem Tausendsassa wirklich Fieberzäpfchen verabreichen, nur damit er weiter durchs Haus wieseln kann, wo er doch mit seiner Erkältung eigentlich ins Bett gehört? Muß es schon wieder dieser Hustensaft sein, der laut Beipackzettel so heftige Nebenwirkungen haben kann – und dabei noch nicht einmal sonderlich zu wirken scheint? Läßt sich die Bronchitis tatsächlich nur mit Antibiotika kurieren, wo die letzte Antibiotikakur doch erst ein paar Monate zurückliegt?

Als mir bewußt wurde, daß ich immer öfter zögerte, meinen Kindern ein verordnetes Medikament zu verabreichen, war klar, daß eine Alternative gefunden werden mußte. Über die Homöopathie hatte ich schon einiges gehört – und war lange Zeit skeptisch gewesen. Ob das nicht alles nur Hokuspokus war? Trotzdem begann ich mich nun näher damit zu befassen und entschloß mich schließlich, es auszuprobieren.

Was nicht vorhersehbar war: Die Suche nach einem geeigneten Homöopathen gestaltete sich ziemlich langwierig. Aber die Mühe lohnte sich. Ich lernte eine völlig andere Art und Weise kennen, sich mit Krankheiten auseinanderzusetzen, und entdeckte nebenbei auch noch eine unerwartete Möglichkeit, den sprachlichen Fortschritten unseres Jüngsten auf die Sprünge zu helfen.

Wissenswertes über die Homöopathie

Das Wort Homöopathie entstammt dem Griechischen und bedeutet so viel wie „mit Ähnlichem heilen". Die Lehre wurde Ende des 18. Jahrhunderts von dem Arzt Samuel Hahnemann (1755–1843) begründet. Hahnemann stellte in einem Selbstversuch mit Chinarinde – die zur Behandlung von Malaria eingesetzt wurde – fest, daß diese Substanz bei ihm, dem Gesunden, dieselben Symptome hervorrief, wie sie üblicherweise bei Malaria auftreten. Nach vielen weiteren Versuchen mit pflanzlichen, tierischen und mineralischen Substanzen gelangte er zu dem Schluß, daß eine Arznei für eine bestimmte Krankheit dann die passende ist, wenn sie am Gesunden die gleichen Symptome hervorruft wie die Krankheit selbst. Dementsprechend stellte er die Regel auf: „Wähle, um sanft, schnell, gewiß und dauerhaft zu heilen, in jedem Krankheitsfall eine Arznei, welche ein ähnliches Leiden erregen kann als sie heilen soll!"

Kleine Kügelchen, große Wirkung

Homöopathische Arzneien sind als Milchzuckerkügelchen (Globuli), Pulver, Tabletten oder alkoholhaltige Tropfen erhältlich. Um ein homöopathisches Mittel herzustellen, wird die Ausgangssubstanz stufenweise verdünnt, bis am Ende kaum etwas oder gar nichts mehr von ihr zurückbleibt. Das Bemerkenswerte dabei ist: Die Homöopathen selbst sprechen nicht von Verdünnung, sondern von Potenzierung. Je stärker das jeweilige Mittel verdünnt ist, desto wirksamer soll es sein. Das widerspricht der Auffassung der naturwissenschaftlich geprägten Schulmedizin natürlich vollkommen. Dort bezweifelt man auch bis heute die Wirksamkeit der Homöopathie.

Zurück zum Herstellungsprozeß. Die Verdünnungsstufen im Verhältnis 1:10 bezeichnet man als D-Potenzen. Aus der Ausgangssubstanz wird zunächst eine Urtinktur hergestellt. Diese wird im Verhältnis 1:10 mit einer Mischung aus Alkohol und destilliertem Wasser verdünnt und kräftig verschüttelt. Die so entstandene Mischung hat die Potenz D1 und wird nun auf dieselbe Weise wieder verdünnt. Als nächstes entsteht die Potenz D2, und so geht es immer weiter. Ein Mittel mit der Potenz D6 enthält demnach nur noch ein Millionstel der Ausgangssubstanz.

Neben den D-Potenzen (Verdünnung 1:10) gibt es auch C-Potenzen (1:100), M-Potenzen (1:1000) und sogar Q- oder LM-Potenzen (1:50000).

Die starke Verdünnung hat zwei Vorteile. Homöopathische Mittel werden teilweise aus hochgiftigen Substanzen hergestellt, beispielsweise *Belladonna* (Tollkirsche), *Arsenicum album* (weißes Arsenik) oder *Mercurius* (Quecksilber). In hoher Verdünnung sind die Homöopathika jedoch ungefährlich, da sie von der Ausgangssubstanz keinerlei Anteile mehr enthalten. Und während auf der einen Seite gefährliche Nebenwirkungen ausbleiben, verstärkt sich auf der anderen Seite die Wirkung der Arznei mit jedem Potenzierungsschritt. Das erklärt sich der Homöopath so, daß nicht die Substanz selbst in der Arznei wirksam ist, sondern vielmehr die Energie, die von der Ausgangssubstanz auf die Trägersubstanz übertragen und mit jedem Potenzierungsschritt verstärkt wird. Deshalb werden Homöopathika in hohen Potenzen sogar in geringerer Dosis verabreicht.

Selbstheilungskräfte stärken

Viele Patienten sind tief beeindruckt, wenn sie zum ersten Mal erleben, wie gründlich ein Homöopath seine Diagnostik betreibt. Ihn interessieren nicht nur die Beschwerden, mit denen der Patient zu ihm gekommen ist, sondern ebenso dessen Persönlichkeit und die körperlich-geistig-seelische Verfassung. Körper, Geist und Seele bilden nach Auffassung der Homöopathie eine untrennbare Einheit. Dadurch wird auch verständlich, warum ein einziges Mittel für eine Vielzahl von Beschwerden helfen soll, die scheinbar überhaupt nichts miteinander zu tun haben.

Doch auch wenn die Symptome wichtige Anhaltspunkte liefern, um das richtige Mittel zu finden, sollen sie doch mit der Arznei keineswegs unterdrückt werden. In der Homöopathie geht es, im Gegensatz zur Schulmedizin, nicht darum, eine Krankheit zu bekämpfen. Statt dessen soll der Körper Unterstützung bekommen, um aus sich selbst heraus mit einer Krankheit fertig zu werden. Das Ziel der homöopathischen Behandlung besteht darin, die natürlichen Selbstheilungskräfte zu stärken.

Die Konstitutionsbehandlung

Eine wichtige Rolle spielt in der Homöopathie die sogenannte Konstitutionstherapie. Sie ist in erster Linie als Basisbehandlung gedacht, um den Allgemeinzustand des Patienten (in körperlicher, geistiger und seelischer Hinsicht) zu verbessern. Sie ist aber auch angezeigt, wenn eine besondere, hauptsächlich chronische, Erkrankung vorliegt: zum Beispiel eine chronische Bronchitis oder Nebenhöhlenentzündung, immer wiederkehrende Infekte, rheumatische Erkrankungen, Migräne oder andere Beschwerden, die durch psychische Belastungen ausgelöst wurden.

Für eine Konstitutionsbehandlung ist es nötig, unter den nahezu 1500 homöopathischen Mitteln jenes herauszufinden, dessen Eigenschaften am besten zur körperlich-geistig-seelischen Verfassung des Patienten passen. Das ist kein leichtes Unterfangen, noch dazu, wo eine schier endlose Zahl von Kriterien dabei eine Rolle spielen: vom äußerlichen Erscheinungsbild des Patienten über besondere Verhaltensweisen bis hin zu persönlichen Gewohnheiten und Vorlieben. Unter all diesen Merkmalen geben bestimmte Leitsymptome den Ausschlag, von denen die Wahl des Mittels letztlich abhängt.

Die homöopathische Fallbearbeitung

Um einen Eindruck davon zu bekommen, wie genau und gründlich in der homöopatischen Diagnostik vorgegangen wird, sind im folgenden ein paar Beispiele angeführt. Der zugrundeliegende Fragenkatalog bezieht sich auf die homöopatische Fallbearbeitung bei Kindern.* Die Fragen, die

* Fragebogen zur homöopathischen Fallbearbeitung, in: Imhäuser 1985, S. 245–264.

an die Begleitperson gerichtet sind, werden hier nur überblickartig wiedergegeben. In Wirklichkeit enthält der Fragebogen weit mehr Aspekte, die obendrein in zahlreiche Detailfragen untergliedert sind.

- Der Homöopath konzentriert sich zunächst auf das äußere Erscheinungsbild des Kindes: Körpergröße, -gewicht und -proportionen, Körperhaltung, Muskulatur, Haarfarbe, Hautkolorit und Durchblutung.
- Außerdem möchte er wissen, mit welchen Problemen der kleine Patient in die Sprechstunde kommt, wann die Beschwerden begonnen haben, ob es erkennbare Ursachen gibt, ob die Symptome von Fieber begleitet sind und ob Schmerzen bestehen.
- Unter welchen Umständen treten die Symptome verstärkt auf: bei Wärme oder Kälte, bei trockenem oder feuchtem Wetter, bei Licht oder Dunkelheit, in geschlossenen Räumen oder im Freien? Welche Körperseite ist von den Krankheitszeichen vorwiegend betroffen? Welche Widersprüche (zum Beispiel müde und trotzdem schlaflos) und welche Wechselzustände (lachen und weinen) sind zu beobachten?
- Zu welcher Zeit fühlt sich das Kind eher, zu welcher Zeit weniger wohl? Wann treten Beschwerden am intensivsten auf (morgens, mittags, abends, vor oder nach Mitternacht)? Welche Jahreszeit liebt das Kind besonders?
- Wie ist der Schlaf des Kindes (unruhig, leicht)? Braucht es Wärme oder Licht zum Einschlafen? Wacht es nachts auf, hat es Angstträume? Schreit oder spricht es im Schlaf, schwitzt es stark? In welcher Lage schläft es bevorzugt?
- Als nächstes stehen Fragen zur bisherigen Entwicklung des Kindes an: Sie beziehen sich auf den Verlauf der Schwangerschaft, die ersten Wochen nach der Geburt,

den geistigen und körperlichen Entwicklungsverlauf, Angaben zu bisherigen Krankheiten und Impfungen, Neigung zu Allergien.

- Die Nahrungsgewohnheiten des Kindes sind ebenfalls von Interesse: Ißt und trinkt es viel, mit Appetit, mit Gier oder Heißhunger oder eher lustlos und spärlich? Wonach hat es besonderes Verlangen? Welche Speisen mag es nicht, welche verträgt es nicht?
- Nun konzentriert sich der Homöopath auf die verschiedenen Körperregionen – Kopf, Körperorgane, Körpersysteme – und fragt beispielsweise nach Atmung, Verdauung, Hautproblemen, Knochenbau ...
- Die geistig-seelische Verfassung des Kindes, sein Wesen und seine Verhaltensweisen runden das Bild schließlich ab: Welche Ängste hat das Kind? Wie verhält es sich in unterschiedlichen Situationen anderen gegenüber? Welche Eigenschaften und Eigenheiten besitzt es?

So mühselig diese Prozedur erscheinen mag, sie hat auch eine sehr schöne Seite: Um auf all diese Detailfragen antworten zu können, muß man sich dem kleinen Patienten ausgiebig zuwenden und ihm viel Aufmerksamkeit schenken. Und Zuwendung ist, bei allen Arzneien, die es gibt, immer noch das beste Heilmittel.

Wie findet man einen Homöopathen?

Die Begriffe „Homöopath" und „Homöopathie" sind nicht geschützt. Wenn Sie auf einem Praxisschild einen dieser Begriffe lesen, bedeutet das zumindest nicht zwangsläufig, daß hier exakt nach den Regeln und Lehren von Samuel Hahnemann behandelt wird. Denn im Lauf der Zeit wurde die Homöopathie in verschiedene Richtungen weiterentwickelt, neue Schulen haben sich herausgebildet, und manches davon entspricht, zumindest in Teilaspekten, nicht mehr der Homöopathie Hahnemanns. Letztere bezeichnet man deshalb meistens als die klassische Homöopathie. Von ihr unterscheidet sich beispielsweise die sogenannte Komplexhomöopathie, die auf den britischen Homöopathen Dr. Richard Hughes (1836–1902) zurückgeht: Hier werden bei akuten Beschwerden, bei denen die körperlichen Symptome gegenüber den psychischen überwiegen, mehrere Mittel in Niedrigpotenzen zu einem Komplexmittel zusammengefaßt. Diese Methode wird in bestimmen Fällen auch von einigen klassischen Homöopathen angewendet, andere lehnen sie dagegen strikt ab.

Klassische Homöopathie wird hauptsächlich von Heilpraktikern angeboten. Homöopathisch geschulte Ärzte arbeiten mit dieser Methode eher selten, weil sie so zeitaufwendig ist. Das bedauern vor allem Patienten, die nicht nur auf eine sorgfältige Behandlung auf Basis der klassischen Homöopathie Wert legen, sondern auch auf eine umfassende Diagnose nach den Regeln der Homöopathie *und* der Schulmedizin. Das war im wesentlichen der Grund, warum sich meine Suche nach einem Homöopathen meiner Wahl so langwierig gestaltete.

Überwundene Krise

Erst als unser zweites Kind 21 Monate alt war, hatten wir endlich die richtige Adresse gefunden: eine praktische Ärztin mit umfassenden Kenntnissen auf dem Gebiet der Naturheilkunde und klassischen Homöopathie. Einige Zeit später bekam Paul zum ersten Mal eine Konstitutionsbehandlung: *Sulfur* (Schwefel) in einer C-Potenz. Ich erinnere mich gut an den Moment – einen Tag nach der Einnahme des Mittels –, als ich gerade Pauls prall gefüllte Windel wechselte und mein Mann nichtsahnend zur Tür hereinkam. „Du lieber Himmel," rief er, „hier stinkt's wie Schwefelwasserstoff!". Die Ärztin bestätigte, daß der durchdringende Geruch tatsächlich etwas mit dem Mittel zu tun habe, und wertete es als gutes Zeichen, daß Paul auf diese Weise auf das Konstitutionsmittel reagiert habe. Die Ausscheidung reinige den Körper und bringe die Selbstheilungskräfte in Gang.

Die hatte unser Sohn zu diesem Zeitpunkt auch dringend nötig: Erst vor kurzem hatte er einen Winter mit zwei Mittelohrentzündungen und zwei Lungenentzündungen hinter sich gebracht. Doch weil er auf die Konstitutionsbehandlung keine sonstigen nennenswerten Reaktionen zeigte, sahen sich die Skeptiker in unserem Umfeld erst einmal in ihrer Meinung bestätigt: „Alles nur fauler Zauber!" Und was meinten die Skeptiker zu der Tatsache, daß Paul seine Krise überstanden hatte und keine der beiden Erkrankungen wieder auftrat? „Kunststück – das wäre auch ohne die Behandlung so gekommen!"

Die Entwicklung anschubsen

Mit der Zeit vermittelte mir unsere Ärztin einige homöopathische Grundkenntnisse, und ich lernte – auch mit Hilfe von Literatur – bei leichten Erkrankungen das passende Mittel selbst zu bestimmen. Robert, unser Großer, machte eifrig mit und wußte bald genau, worauf er zu achten hatte: „Es kitzelt mich fürchterlich im Hals, aber wenn ich mir die Bettdecke über den Kopf ziehe, wird der Husten besser." – Symptome, die in diesem Fall auf eine Behandlung mit *Rumex* hindeuteten.

Bei komplizierteren Fällen verließen wir uns vernünftigerweise nach wie vor ganz auf das umfassende Wissen unserer Hausärztin. Als Paul drei Jahre alt war – seine logopädische Therapie hatte schon begonnen –, machte sie einen interessanten Vorschlag: Man sollte es einmal mit einer homöopathischen Behandlung probieren, um Pauls (sprachliche) Entwicklung anzuschubsen.

In den folgenden zwei Wochen bekam unser Sprößling täglich ein homöopathisches Mittel verabreicht: am ersten Tag sein Konstitutionsmittel *Sulfur*, danach drei Tage lang *Pulsatilla*; in den darauffolgenden acht Tagen wiederholte sich der Turnus zweimal. Am letzten Tag bekam er fünf Kügelchen *Barium carbonicum*. Dann warteten wir ab.

Die Wirkung setzte nach einigen Tagen ein und war verblüffend. Bis dahin war Paul sehr in seine eigene Welt versunken gewesen, manchmal wirkte er nahezu unerreichbar. Wenn man ihn ansprach, reagierte er kaum, und es hatte zuweilen den Anschein, daß er sein Gegenüber gar nicht richtig wahrnahm. Das änderte sich jetzt deutlich. Von einem Tag auf den anderen begann Paul, aus sich herauszugehen, Kontakt aufzunehmen, Freude an der Kommunikation zu entwickeln. Auch Außenstehenden, die von der Behandlung nichts wußten, fiel die Veränderung auf. Und selbst der Kinderpsychiater, bei dem Paul seit kurzem in fachärztlicher Betreuung war, fragte beim folgenden Untersuchungstermin verwundert: „Habe ich heute ein anderes Kind vor mir?" Es war nicht zu übersehen: Da war ein dicker Knoten geplatzt.

Welches Mittel ist das richtige?

Rückblickend erklärt unsere Hausärztin: „Die Vorgehensweise, für die ich mich damals entschied, ist nicht die klassisch homöopathische Variante. Die kurmäßige Gabe der drei Mittel habe ich nur deshalb gewählt, weil die Konstitutionsbehandlung bei Pauls Gesamtentwicklung nichts Entsprechendes ins Rollen brachte.“

Bei dieser Kur war es – der Ärztin zufolge – hauptsächlich das Mittel *Barium carbonicum* gewesen, das den Entwicklungsschub auslöste. *Barium carbonicum* wird als passendes Mittel für Menschen beschrieben, die langsam, von kindlichem Gemüt und in ihrer Entwicklung verzögert sind – mitunter sogar bis hin zur schweren geistigen oder körperlichen Behinderung.

Anstelle einer homöopathischen Kur sollte man es nach Auffassung der Ärztin jedoch immer zuerst mit einem Einzelmittel probieren – beispielsweise mit einer Konstitutionsbehandlung. Diese Möglichkeit war bei Paul, wie erwähnt, schon ausgeschöpft. Das Konstitutionsmittel hatte ihm geholfen, seine körperliche Krise zu überwinden. Um seine Entwicklung anzuschieben, war etwas anderes nötig gewesen.

Verbesserung der Sprache

Homöopathische Einzelmittel lassen sich auch einsetzen, um Sprachschwierigkeiten gezielt zu behandeln und die Sprache zu verbessern. Dazu ein paar Beispiele (die Aufzählungen sind nicht vollständig):

- Bei Stottern kann – je nach Symptomen – eine Behandlung mit *Aconitum, Argentum nitricum, Belladonna, Cannabis indica, Causticum, Glonoinum, Mercurius, Nux vomica, Stramonium* oder *Sulfur* in Frage kommen.
- Bei Artikulationsschwierigkeiten kommen *Belladonna, Crotalus cascavella, Gelsemium, Lachesis, Natrum muriaticum, Opium, Stannum metallicum, Stramonium* in Betracht.

- Bei Sprachverlust können *Belladonna, Causticum, Kalium chloratum, Lachesis, Mercurius, Nitricum ac., Stramonium* angezeigt sein.

Die Frage ist nur: Wer soll das passende Mittel bestimmen? Ein erfahrener Homöopath hat umfangreiche Kenntnisse, was beispielsweise die Beurteilung der Gesamtkonstitution eines Patienten betrifft. Bei der Aufgabe, die Feinheiten der Sprache und Sprachprobleme richtig einzuordnen, sind ihm von seinem Erfahrungshintergrund her gewisse Grenzen gesetzt. „Wenn Logopäden oder auch Kinderpsychiater die Homöopathie beherrschen würden, wäre das die ideale Kombination, weil sie die verschiedenen Sprachschwierigkeiten viel besser beurteilen können", meint selbst unsere erfahrene Ärztin. „Ein Homöopath müßte schon sehr viel einschlägige Erfahrung haben, damit er solchen Ansprüchen gerecht werden kann." Das dürfte der Grund sein, warum eine homöopathische Behandlung mit dem Ziel, die Sprache zu verbessern, wohl eher selten ist.

Placebo oder echte Wirkung?

Skeptiker äußern gern die Meinung, bei der Homöopathie sei es nicht das Mittel, das heilt, sondern der Glaube daran. Daß die Wirksamkeit von Homöopathika über den Placebo-Effekt hinausgeht, scheinen jedoch erfolgreiche Versuche in der Tiermedizin zu belegen – denn welches Tier „glaubt" schon an die Heilkraft eines Medikaments?

Bei Babys und Kleinkindern kann es wohl auch nicht der Placebo-Effekt sein, auf den die heilende Wirkung von Homöopathika zurückzuführen ist. Eher schon die verstärkte Zuwendung, die das Kind erfährt, wenn es krank ist und eine Behandlung braucht. Aber wie erklärt es sich, daß bei einem Kleinkind die sogenannte Erstverschlimmerung (nach Verabreichung des passenden homöopathischen Mittels können sich die Beschwerden zunächst verstärken, um danach allmählich abzuklingen) oft noch deutlicher auftritt als bei Erwachsenen? Und wie sind überhaupt die starken Reaktionen zu erklären, die Homöopathika auslösen können? Pauls Entwicklungsschub nach der homöopathischen Behandlung ist nur ein Beispiel. Immer wieder bestätigen Eltern, daß sie bei ihrem Kind ähnlich erstaunliche Wirkungen feststellen konnten.

Ich persönlich bin von der heilsamen Wirkung der Homöopathie gerade bei Kindern überzeugt. Solange man davon absieht, bei ernsthaften Erkrankungen auf eigene Faust „herumzudoktern", und solange man auch, wann immer es ratsam ist, auf die Möglichkeiten der Schulmedizin zurückgreift, halte ich die sanfte, (fast) nebenwirkungsfreie Homöopathie für eine absolut empfehlenswerte Methode.

12. Kapitel:

Gesucht und gefunden – der ideale Kindergarten

Bisher wurden Therapie- und Fördermöglichkeiten beschrieben, die vom Kleinkindalter bis in die Schulzeit und darüber hinaus in Frage kommen. Jetzt drehen wir die Zeit nochmals ein wenig zurück – zu dem Augenblick, in dem ein Kind den ersten bedeutenden Schritt heraus aus der vertrauten elterlichen Obhut unternimmt.

Wenn Ihr Kind drei Jahre alt ist, hat es Anspruch auf einen Platz im Kindergarten. Ob es zu diesem Zeitpunkt schon reif dafür ist, ist eine andere Frage. Manche Kinder können tatsächlich schon an ihrem dritten Geburtstag, andere erst mit vier oder viereinhalb Jahren mit den Veränderungen fertigwerden, die ein solcher Schritt mit sich bringt. Im Kindergarten soll Ihr Kind selbständiger werden und sich ein wenig von seinen engsten Bezugspersonen lösen können. Es wird dabei viel Neues erleben und dazulernen, andere Kinder zum Spielen finden und Freundschaften schließen.

Welche Einrichtung für unser Kind?

Sie selbst wird die neue Situation wohl einige Überlegung kosten. Vor allem die Frage: Welcher Kindergarten ist der richtige?

Zunächst spricht einiges dafür, daß Sie einen Kindergarten in erreichbarer Nähe auswählen. Dann kann Ihr Kind den täglichen Weg zu Fuß bewältigen und wird mit seiner Umgebung besser vertraut (siehe Seite 65). Vielleicht schließen sich im Lauf der Zeit ja auch ein paar Freunde aus der Nachbarschaft an, und die Eltern sprechen sich untereinander ab, wer als Begleitperson mitgeht. Das ist eine praktische und zeitsparende Lösung.

Aber die Entfernung ist eben nicht das einzige Kriterium. Wichtig sind – vor allem, wenn beide Eltern berufstätig sind – auch die Öffnungs- und Betreuungszeiten, die der Kindergarten anzubieten hat. Eine Rolle spielen außerdem die Rahmenbedingungen, die Sie in der Einrichtung vorfinden: die Größe und Ausstattung der Räume und Außenanlagen, die Größe der Gruppen und die Anzahl der Erzieherinnen, die für die Betreuung der Kinder zuständig sind.

Was die Trägerschaft und die Konzeption des Kindergartens anbelangt, gibt es ebenfalls verschiedene Möglichkeiten. Es kann sich zunächst einmal um einen öffentlichen oder einen privaten Kindergarten handeln. Der Träger kann ein Wohlfahrtsverband, wie zum Beispiel die Caritas oder die Arbeiterwohlfahrt, oder eine Kirchengemeinde sein. Manche Kindergärten sind als Elternselbsthilfeeinrichtung konzipiert. Und schließlich gibt es Einrichtungen, denen ganz spezielle Erziehungskonzepte zugrunde liegen, zum Beispiel den Montessori-, den Waldorf- oder den Waldkindergarten.

Damit sind wir bei der Frage angelangt, die Sie als Eltern eines sprachauffälligen Kindes vermutlich am stärksten beschäftigt: Bekommt mein Kind im Kindergarten auch die Förderung, die es braucht?

Wenn Ihr Kind mehr als nur geringfügige Sprachschwierigkeiten hat, reicht vielleicht die überschaubare Gruppengröße oder das besondere Erziehungskonzept eines Privatkindergartens für eine angemessene Förderung noch nicht aus. In diesem Fall wäre es sicher besser, sich nach einer Einrichtung umzusehen, die aufgrund ihrer besonderen Aufgabenstellung gezielt auf die Bedürfnisse Ihres Kindes eingehen kann.

Drei solche Möglichkeiten sollen in diesem Kapitel vorgestellt werden: die heilpädagogische Tagesstätte, der Integrationskindergarten und der Sprachheilkindergarten.

Die heilpädagogische Tagesstätte

Eine heilpädagogische Tagesstätte – hier werden gewöhnlich nicht nur Vorschulkinder, sondern in separaten Gruppen auch Schulkinder mit besonderem Förderbedarf betreut – hat große Vorteile zu bieten. Hier erhält Ihr Kind nicht nur eine gute Betreuung in einer kleinen, überschaubaren Gruppe, sondern auch eine kompetente Förderung. Das Erfreuliche sowohl für Ihr Kind als auch für Sie selbst ist: Dadurch können sich zusätzliche Fördermaßnahmen gänzlich erübrigen. Vorbei die strapaziösen Zeiten, in denen Sie Ihr Kind allwöchentlich ein- oder zweimal zur Therapiestunde chauffierten, die Wartezeit schnell fürs Einkaufen nutzten und dabei alle paar Minuten auf die Uhr schauten, um nur ja nicht zu spät zum Abholen zu erscheinen!

Diese Umstände fallen weg, wenn Sie für Ihr Kind einen Platz in einer heilpädagogischen Tagesstätte sichern können, die über ein entsprechendes Therapie- und Förderangebot verfügt. Dafür dürfte es sich lohnen, sich die einzelnen Einrichtungen in der Umgebung etwas genauer anzusehen. Sie werden schnell herausfinden, ob das Richtige für Ihren Nachwuchs dabei ist.

Vielleicht gehen Sie einmal die bisherigen Kapitel dieses Buches wie eine Checkliste durch. Welche der hier beschriebenen Therapie- und Fördermöglichkeiten wird in der heilpädagogischen Tagesstätte angeboten? Ist die logopädische Therapie dabei? Das sollten Sie als unabdingbare Voraussetzung ansehen. Welche anderen Therapien und Fördermöglichkeiten hat die Einrichtung darüber hinaus anzubieten? Es können auch Angebote dabeisein, die Sie in diesem Buch nicht finden, die aber für Ihr Kind trotzdem sinnvoll sein können – zum Beispiel Musiktherapie (die einige Parallelen zur rhythmisch-musikalischen Erziehung aufweist), Motopädagogik (die eine gewisse Ähnlichkeit mit der Psychomotorik hat) oder andere Möglichkeiten.

Gruppen- und Familienarbeit

Es wird Sie sicher interessieren, mit wem Ihr Kind in den nächsten zwei oder drei Jahren einen großen Teil seiner Zeit verbringt. Generell sind die Gruppen in einer heilpädagogischen Tagesstätte wesentlich kleiner als in einem normalen Kindergarten, meistens sind es weniger als zehn Kinder. Das ist besonders für ängstliche Kinder von Vorteil, da der einschüchternde Effekt der großen Gruppe wegfällt. Ein Nachteil kann sein, daß Ihr Kind nicht so viele Auswahlmöglichkeiten hat, was neue Freundschaften betrifft. Hinzu kommt, daß das Einzugsgebiet der heilpädagogischen Tagesstätte gewöhnlich viel größer ist als bei einem normalen Kindergarten. Da wird Ihr Kind wohl nicht allzu oft Gelegenheit haben, sich mit seinen Kindergartenfreunden auch privat zu treffen. (Dasselbe gilt eventuell auch für den Sprachheilkindergarten und den Integrationskindergarten.)

Was Eltern die Entscheidung für oder gegen eine heilpädagogische Tagesstätte aber oft besonders schwer macht, ist die Tatsache, daß Kinder mit Behinderungen oder Entwicklungsproblemen dort in gewisser Weise isoliert sind.

Es fehlt der Bezug zu den „normalen" Kindern. Andererseits ist dadurch eine intensivere Förderung möglich, die verhindern soll, daß das Kind den gesellschaftlichen Anschluß verpaßt.

Zu dieser intensiven Förderung gehört auch die gezielte Familienarbeit. Sie sollten sich als Eltern darauf einstellen, daß in der heilpädagogischen Tagesstätte regelmäßig Gespräche mit Ihnen und eventuell auch den Geschwistern Ihres Kindes stattfinden. Das Ziel ist, möglichst die ganze Familie in die Förderung des Kindes einzubinden. Auch Elternabende, an denen Erfahrungen ausgetauscht und Informationen gesammelt und vertieft werden, sind ein wichtiger Bestandteil der Arbeit heilpädagogischer Tagesstätten.

So bekommt Ihr Kind einen Platz

Wenn Ihr Kind in einer heilpädagogischen Tagesstätte unterkommt, erhält es eine sogenannte „teilstationäre heilpädagogische Behandlung nach dem Bundessozialhilfegesetz" (§ 39 – Eingliederungshilfe für Behinderte). Das Genehmigungsverfahren ist ähnlich wie für eine heilpädagogische Einzelförderung (siehe Seite 82). Das heißt, Sie brauchen ein fachärztliches Gutachten, in dem die „Behinderung" oder „drohende Behinderung" Ihres Kindes festgestellt wird.

Gewöhnlich bekommen Sie beim Jugendamt eine Adressenliste der in Ihrer Stadt oder Ihrem Landkreis existierenden Einrichtungen. Darin sind meist auch Einzelheiten, zum Beispiel über das Aufnahmealter oder die Zahl der verfügbaren Plätze, aufgelistet. Falls Sie mit dem Wort „Behinderung" bisher nicht konfrontiert waren, wird Sie vielleicht die lapidare Art erschrecken, in der die verschiedenen „Behinderungsarten" aufgelistet sind. Andererseits gibt Ihnen das wichtige Hinweise, auf wen die Fördermaßnahmen der jeweiligen heilpädagogischen Tagesstätten zugeschnitten sind: körperlich, geistig oder seelisch Behinderte, Gehörlose, Blinde oder mehrfach Behinderte ... Diese Information hilft Ihnen, eine gute Vorauswahl der in Frage kommenden Einrichtungen zu treffen.

Damit ist noch nicht gewährleistet, daß Ihr Kind in einer Einrichtung Ihrer Wahl auch aufgenommen werden kann. Gewöhnlich wird das erst in einem umfangreichen Aufnahmeverfahren sorgfältig geprüft. Es gilt herauszufinden, ob die Zusammenarbeit zwischen Eltern und Betreuern funktionieren kann. Ein Schnuppertag soll außerdem zeigen, ob das Kind zur vorgesehenen Gruppe paßt und sich voraussichtlich dort zurechtfindet.

Mein Mann und ich hatten für unseren Sohn vorübergehend auch eine heilpädagogische Tagesstätte in Erwägung gezogen: ein helles, einladendes Haus mit einem großen Garten, das einen sehr freundlichen Eindruck machte. Sehr reizvoll erschien uns auch das Förderangebot der Einrichtung: Logopädie, Musiktherapie, Motopädagogik und gezielte Einzelförderung. Das Vorhaben scheiterte jedoch, als wir beim Aufnahmegespräch feststellten, daß wir in unseren Vorstellungen mit der Gruppenleiterin nicht überein kommen konnten. Da uns bewußt war, wie wichtig eine gute Zusammenarbeit für Pauls weitere Förderung war, beschlossen wir, uns nach einer anderen Möglichkeit umzusehen.

Der Integrationskindergarten

Auf der Liste, die uns das Jugendamt zugeschickt hatte, waren auch die Adressen der Integrationskindergärten im Stadtgebiet und im Umland verzeichnet. Mit einigen hatten wir schon vor der heilpädagogischen Tagesstätte Kontakt aufgenommen, aber nirgends bestand auch nur die leiseste Aussicht auf einen freien Förderplatz. Trotzdem waren wir entschlossen, in diese Richtung weiterzusuchen.

Bei der nächsten Einrichtung, die ich anrief, hieß es wieder einmal: „Zur Zeit sind leider alle Förderplätze besetzt. Aber Sie können ja trotzdem mal zur Anmeldung kommen und mit der Kindergartenleiterin sprechen." Genau das tat ich – und nahm Paul auch gleich mit. Die Leiterin schaute uns beide seufzend an, dann holte sie tief Luft und sagte: „Eigentlich haben wir wirklich keinen einzigen Platz frei. Trotzdem – ich will sehen, was sich machen läßt."

Eine Woche später erhielten wir Bescheid: Paul war aufgenommen! Ich machte vor Freude einen Luftsprung. Dieser Kindergarten hatte es mir auf den ersten Blick angetan. Das fing schon bei der Außenanlage an: Der riesengroße Garten mit dem alten Baumbestand, dem Spielplatz und dem Brunnen zum Planschen erschien mir wie das reinste Paradies. Die Gruppe, in die Paul kommen sollte – insgesamt 15 Kinder, davon drei sogenannte Integrationskinder –, war ebenfalls ein Glücksgriff. Hier herrschte eine spürbare Atmosphäre von Gemeinschaftssinn und gegenseitiger Rücksichtnahme. Dafür sorgten in erster Linie die drei Betreuerinnen: eine Sozialpädagogin, die für die individuelle Förderung der Integrationskinder zuständig war, eine Erzieherin als Gruppenleiterin und eine zweite Erzieherin in Teilzeitarbeit.

Als ich Paul am Schnuppertag aus dem Kindergarten abholte und wir schon auf dem Weg zum Ausgang waren, kam plötzlich eines der Kinder aus der Gruppe hinter uns hergelaufen, drückte Paul sein mitgebrachtes Spielzeug in die Hand und sagte: „Schau mal, Paul, das hast du vergessen!" Kein Zweifel – hier würde sich mein Kleiner in den kommenden drei Jahren sehr wohlfühlen.

Ein kleiner Nachteil war allerdings in Kauf zu nehmen: Im Kindergarten bestand außer der heilpädagogischen Sonderförderung durch die Fachkraft in der Gruppe kein weiteres Therapieangebot. Das hieß, daß ich Paul auch zukünftig zweimal in der Woche zur Therapie bringen mußte. Doch mit diesem kleinen Wermutstropfen konnte ich gut leben. Viel wichtiger war mir der gute Draht zum Gruppenteam, der sich tatsächlich als sehr förderlich für Pauls Entwicklung erwies. Mit der Sozialpädagogin vereinbarten wir regelmäßig Gespräche, tauschten unsere Beobachtungen aus und erhielten von ihr wertvolle Hinweise für Pauls weitere Förderung. Daß ihr „ihre" Integrationskinder sehr am Herzen lagen, war unverkennbar. Es zeigte sich unter anderem an ihrem Engagement im Zusammenhang mit dem Schuleintritt, das im nächsten Kapitel zur Sprache kommen wird.

Bemerkenswert fanden wir auch folgende Idee: Die Sozialpädagogin schlug vor, für Paul ein Tagebuch anzulegen, das regelmäßig zwischen Eltern und Kindergartengruppe hin- und hergereicht würde. In dieses Tagebuch sollte jede Seite Ereignisse eintragen, die ihr von Bedeutung waren: Ausflüge, Familienfeste, Aktionen in der Gruppe oder in der Einzelförderung und anderes. Ergänzt wurden die Einträge durch Fotos und Zeichnungen von Paul. Der Sinn des Tagesbuchs lag darin, den Austausch zwischen Kindergarten und Elternhaus zu intensivieren. Es hatte aber auch den Zweck, Sprachanlässe für unseren Sohn zu schaffen, ihm die Möglichkeit zu bieten, aus seiner eigenen Erlebniswelt zu berichten. Diese Erzählungen konnte er bei jedem Durchblättern beliebig wiederholen und sein Ausdrucksvermögen dadurch stabilisieren. Heute ist das Tagebuch für uns eine wunderschöne Erinnerung an die Kindergartenzeit.

Individuelle Förderung – den Möglichkeiten entsprechend

Der Leitgedanke eines Integrationskindergartens ist, wie der Name schon sagt, die Integration. Kinder mit und ohne Behinderungen oder Entwicklungsstörungen sollen in den Gruppen die Möglichkeit haben, miteinander in Kontakt zu kommen und voneinander zu lernen.

Die besondere Förderung der Integrationskinder spielt ebenfalls eine vorrangige Rolle. Davon können auch die übrigen Kinder in der Gruppe teilweise profitieren. Welche Förderangebote in den einzelnen Einrichtungen bestehen, läßt sich natürlich nicht allgemeingültig sagen. Das ist von Adresse zu Adresse verschieden und kann sich auch innerhalb einer Einrichtung im Lauf der Zeit ändern. Dazu der Bericht einer Mutter, die nacheinander zwei ihrer Kinder in einem Integrationskindergarten unterbringen konnte:

„Als Markus in den Kindergarten kam, war er drei Jahre alt. Mir war damals noch nicht klar, wie sich das mit seiner Sprache entwickeln würde. An einen Integrationsplatz hatte ich für ihn jedenfalls nicht gedacht. Markus sprach zwar ziemlich wenig und vor allem recht unverständlich, aber ich dachte, das wäre so ein typischer ‚Rückfall' in die Babyzeit – weil er kurz zuvor ein Schwesterchen bekommen hatte.

Aber ungefähr sechs Wochen nach Kindergartenbeginn kam Markus plötzlich von sich aus zu mir und fragte: ‚Mama, warum spreche ich anders als andere Kinder?' Es war ihm tatsächlich selbst aufgefallen! Die Sozialpädagogin im Gruppenteam bestätigte mir, daß Markus' Sprache nicht altersgemäß sei, und als kurz darauf ein Integrationsplatz frei wurde, durfte mein Sohn nachrücken. Bald wurde klar, daß die Förderung im Kindergarten nicht ausreichen würde. Markus hatte neben seiner Sprachauffälligkeit auch motorische Probleme, und so brachte ich ihn einmal in der Woche nachmittags zur Ergotherapie. Später, als diese Therapie abgeschlossen war, kam er zur Logopädie. Diese beiden Therapien wurden damals nicht im Kindergarten angeboten. Die Eltern mußten sich selbst darum kümmern, und da ich vier Kinder habe, war das nicht gerade einfach zu organisieren.

Jetzt, wo meine jüngste Tochter einen Integrationsplatz im Kindergarten hat, ist alles viel leichter geworden. Inzwischen gibt es hier eine Psychomotorikgruppe. Außerdem kommt zweimal pro Woche eine Logopädin und einmal in der Woche eine Ergotherapeutin ins Haus. Da werden dann die Kinder einzeln aus den Gruppen zur Therapiestunde geholt – und zwar nicht nur die Integrationskinder, sondern auch die anderen, soweit sie eine Förderung brauchen und eine ärztliche Verordnung dafür haben.

Ich finde, auch ohne diesen besonderen Vorteil gibt es einiges, was für einen Integrationskindergarten spricht. Die Kinder mit Förderbedarf haben dort ein normales Umfeld und sind nicht isoliert. Sie machen die Erfahrung, daß sie, obwohl sie Probleme haben, in der Gruppe akzeptiert sind. Sie können sich an den anderen Kindern orientieren und von ihnen lernen. Und umgekehrt! Es ist auch für die seelische Gesundheit der anderen Kinder wichtig, daß Behinderte nicht einfach weggesperrt werden, sondern ganz selbstverständlich Teil der Gemeinschaft sind. Schließlich kann es jedem passieren, durch einen Unfall oder eine Krankheit behindert zu werden, und es nimmt einem viele Ängste, wenn man sieht, daß behinderte Menschen in der Gesellschaft angenommen sind. Was außerdem für einen Integrationskindergarten spricht: Es ist geschultes Personal da, das Entwicklungsprobleme erkennen und die Eltern darauf aufmerksam machen kann. So haben Kinder gute Chancen, rechtzeitig vor Schulbeginn eine Förderung zu bekommen."

Neben dem Integrationskindergarten gibt es hie und da noch eine besondere Variante der Integration. Das ist die Möglichkeit, ein Kind in einem Regelkindergarten mit einem Einzelintegrationsplatz unterzubringen. Die Gruppengröße ist in diesem Fall geringfügig reduziert (zum Beispiel von 25 auf 22 Kinder), und das Kind erhält eine besondere Förderung entweder durch die Kindergartenleitung oder eine mobile Fachkraft einer Frühförderstelle.

Wer übernimmt die Kosten?

Die Förderung von Integrationskindern erfolgt, wie bei der heilpädagogischen Tagesstätte, nach dem Bundessozialhilfegesetz beziehungsweise nach dem Kinder- und Jugendhilfegesetz. Die Finanzierung läuft also auch hier auf einen entsprechenden Antrag hin über das Jugendamt oder Sozialamt.

Darüber hinaus müssen die Eltern gewöhnlich einen Kostenbeitrag leisten, der durch die jeweilige Einrichtung vorgegeben wird, zum Beispiel in Höhe der monatlichen Kindergartengebühr.

Der Sprachheilkindergarten

Die dritte Möglichkeit, der Sprachheilkindergarten, ist für Kinder, bei denen die Sprachschwierigkeiten im Vordergrund stehen, sicher die optimale Lösung. Denn hier hat die individuelle Sprachförderung oberste Priorität: Sprachtherapie durch Logopäden und Sprachpädagogen und darüber hinaus, je nach Einrichtung, weitere gezielte Maßnahmen, wie Heilpädagogik, Rhythmik oder Ergotherapie.

Sprachheilkindergärten sind in der Regel dünner gesät als heilpädagogische Tagesstätten oder Integrationskindergärten. Es muß also schon ein bißchen Glück dabei sein, eine solche Einrichtung in erreichbarer Nähe zu finden, vor allem, wenn man fernab von den Ballungszentren wohnt. Gewöhnlich ist wegen des großen Einzugsgebiets ein Hol- und Bringdienst eingerichtet; das heißt, Kinder, die weiter entfernt wohnen, können mit dem Bus oder Sammeltaxi befördert werden. (Diese Möglichkeit besteht häufig auch bei heilpädagogischen Tagesstätten).

In den neuen Bundesländern wurden etliche Sprachheilkindergärten nach der Wende aus Kostengründen geschlossen. Dabei ist der Bedarf an diesen Einrichtungen nachweislich sehr groß. Im Landkreis Barnim gibt es zum Beispiel einen einzigen Sprachheilkindergarten, den die Arbeiterwohlfahrt unterhält. Eine Mutter, die ihre beiden Kinder dort unterbringen konnte, veröffentlichte daraufhin in der Barnimer Bürgerpost den folgenden Leserbrief (hier leicht gekürzt):

„Wir sind froh, daß es ihn gibt. Gemeint ist der Sprachkindergarten in der Robert-Koch-Straße in Eberswalde. Wir sind Eltern von fünf Kindern. Zwei unserer Kinder haben sich von Anfang an sprachlich sehr schlecht entwickelt. Trotz ambulanter logopädischer Betreuung und sehr viel häuslichem Fleiß konnten sprachlich keine großen Erfolge erzielt werden. Wir waren sehr verzweifelt und machten uns große Sorgen um die weitere Entwicklung unserer Kinder. Wie wird es sein, wenn sie eingeschult werden? Können unsere Kinder mit diesen Sprachfehlern überhaupt lesen und schreiben lernen?

Vor einem Jahr dann erzählte mir eine Erzieherin aus dem Kindergarten, daß es einen Sprachheilkindergarten gibt. Ich ging sofort in diese Kita und erzählte der Leiterin von unseren Schwierigkeiten. Sie erzählte mir, welche Vorteile unsere Kinder im Sprachheilkindergarten hätten:

- einmal wöchentlich persönliche Betreuung durch einen Logopäden

- logopädisch geschultes Fachpersonal
- didaktische, speziell aus sprachtherapeutischer Sicht ausgewählte Spiele, Materialien und Beschäftigungen
- gemeinsame und individuelle Sprachförderung auf spielerischem Wege im gesamten Tagesablauf in kleinen Gruppen
- Vervollkommnung der Sprache als wesentliche Grundlage der gegenseitigen Verständigung
- Erschließung der Umwelt in gegenständlich-praktischer Tätigkeit
- Förderung über das Sozialamt
- Hol- und Bringdienst im Bedarfsfall

Nachdem wir alle erforderlichen Untersuchungen und Gutachten hinter uns gebracht hatten, stand fest, daß unsere Kinder den Sprachheilkindergarten besuchen werden. Seit neun Monaten gehen sie nun in diese Einrichtung und haben in dieser Zeit große sprachliche Fortschritte gemacht. Wir würden allen Eltern raten, die bei ihren Kindern große Sprachstörungen feststellen, sich im Sprachheilkindergarten zu informieren, ob auch ihrem Kind dort geholfen werden kann."

Die Sprache verbessern

Ein Sprachheilkindergarten hat, wie der Name schon andeutet, die Aufgabe, Kinder mit Sprachbeeinträchtigungen zu betreuen und gezielt zu fördern. Das Ziel ist, die Sprachstörungen und weitere damit in Zusammenhang stehende Beeinträchtigungen zu heilen, zu bessern oder zumindest ihre Verschlimmerung zu verhindern.

Unter den Therapie- und Förderangeboten steht daher die Sprachtherapie an erster Stelle. Wichtig ist aber auch die Förderung der sensorischen Integration, der Wahrnehmung, Bewegung und Körperkoordination und nicht zuletzt der sozial-emotionalen Entwicklung.

Wie das Förderangebot im einzelnen aussehen kann, können Sie der Auswahl an Websites entnehmen, die im Anhang zusammengestellt ist. Nur ein Beispiel: Im evangelischen integrativen Sprachheilkindergarten in Schwerin besteht folgendes sehr umfassendes Angebot:

- Sprachtherapie durch Logopäden und Sprachheilpädagogen
- Förderung der sensorischen Integration
- Psychomotorik
- Krankengymnastik
- Ergotherapie
- Musiktherapie

Wer übernimmt die Kosten?

Der Sprachheilkindergarten ist eine Einrichtung zur teilstationären Behandlung von Kindern mit Sprach- und Sprechbehinderungen im Sinne des Bundessozialhilfegesetzes. Die Finanzierung läuft also auch hier über das Jugendamt beziehungsweise Sozialamt.

Es gibt aber noch eine andere Möglichkeit. Manche Sprachheilkindergärten sind sogenannte schulvorbereitende Einrichtungen. Das heißt, sie sind einer Sprachheilschule angeschlossen und wie die Schule selbst dem Kultusministerium unterstellt. Wenn Sie Ihr Kind in einer schulvorbereitenden Einrichtung unterbringen, dürfen Sie sich für die nächsten Jahre beruhigt zurücklehnen. Sie brauchen sich keine Sorgen zu machen, wie es nach dem Kindergarten mit der Sprachförderung weitergeht, denn ein Platz in der Sprachheilschule ist Ihrem Nachwuchs so gut wie sicher. Das ist ein unschätzbarer Vorteil, wie Sie gleich im folgenden Kapitel erfahren werden.

13. Kapitel:

Schule – der sogenannte Ernst des Lebens

„Der Lehrer ist kein Zauberkünstler, sondern ein Gärtner. Er kann und wird euch hegen und pflegen. Wachsen müßt ihr selber!"

ERICH KÄSTNER

Ansprache zum Schulbeginn

Ein Freitagnachmittag im März 2000. In unserem Haus herrscht fröhliche Aufbruchstimmung. Für das Wochenende ist ein Familienbesuch geplant, in einer Stunde soll es losgehen.

Doch mitten in den Vorbereitungen klingelt das Telefon. Am anderen Ende der Leitung meldet sich der Rektor der nahegelegenen Sprachheilschule:

„Es tut mir furchtbar leid, aber heute habe ich keine gute Nachricht für Sie. Ihr Sohn Paul kann in unserer Schule nicht unterkommen, es liegen weit mehr Anmeldungen vor, als wir Plätze zur Verfügung haben."

Ich traue meinen Ohren nicht. Kommende Woche ist Schuleinschreibung! Das kann doch nur ein Mißverständnis sein!

„Aber ich habe Paul schon vor Monaten bei Ihnen vorgestellt, und beim Eingangstest sagten Sie mir, er würde einen Platz bekommen."

„Das stimmt. Aber jetzt sind wir leider in der Verlegenheit, daß wir einen Teil der Kinder abweisen müssen. Das betrifft vor allem diejenigen, die bei der Eingangsdiagnostik am besten abgeschnitten haben. Ihr Sohn gehört auch dazu. Er hatte sehr gute Testergebnisse, und deshalb glauben wir, daß er in der Regelschule besser zurechtkommen wird als andere Kinder."

Das glaube ich nun wieder nicht. Paul ist pfiffig, das ist mir klar. Und er hat beim Eingangstest tatsächlich ein sehr beeindruckendes Ergebnis abgeliefert. Aber ich weiß nur zu gut, warum: Weil eine seiner großen Stärken seine Kombinationsgabe ist. Aufgaben zu analysieren und logisch zu erfassen, das konnte er schon immer hervorragend. Manche der Testaufgaben, die ihm bei der Eingangsdiagnostik vorgelegt wurden, bewältigte er geradezu spielend. Das waren genau die Aufgaben, bei denen nicht Sprachvermögen, sondern Logik, Kombinationsgabe und mathematisches Verständnis gefragt waren. Die löste er so bravourös, daß er die Resultate bei den sprachbezogenen Aufgaben damit mühelos kompensieren konnte. Unterm Strich war sein Testergebnis also tatsächlich überdurchschnittlich.

Die Prüfungssituation selbst bereitete ihm auch keine Probleme. Schließlich sind ihm Testsituationen jeglicher Art inzwischen wohlvertraut. Er kennt sie zur Genüge von den zahlreichen Untersuchungen und Therapien der letzten Jahre und kommt damit ohne weiteres klar.

Dann gab es kürzlich auch noch einen Probeunterricht in der Schule. Hätte ich nur eine Ahnung gehabt, wie groß der Andrang auf die verfügbaren Plätze ist! Ich hätte es gewiß nicht versäumt, den Lehrer auf ein paar Besonderheiten hinzuweisen: das eingeschränkte Sprachverständnis zum Beispiel, mit dem Paul zu kämpfen hat, ohne daß das gleich auf den ersten Blick zu erkennen ist. So aber hat sich Paul – wie es nun mal seine Art ist – im Probeunterricht einfach an der Gruppe orientiert, sich unauffällig dem Ablauf angepaßt und dabei offenbar einen recht überzeugenden Eindruck hinterlassen.

Was nun? Ob Pauls Stärken und Begabungen wirklich ausreichen werden, um mit den Anforderungen der allgemeinen Schule zurechtzukommen? In einer Klasse mit 25 oder gar 30 Kindern wird vermutlich niemand auf seine Sprachprobleme Rücksicht nehmen (können). Vielleicht werden ihn die Mitschüler hänseln, wenn er dem Unterricht nicht folgen und sich nicht richtig ausdrücken kann, und womöglich wird er sich in kürzester Zeit als Versager fühlen.

Mit einem Schlag scheinen alle Therapieerfolge der vergangenen Jahre und alle Zukunftspläne zum Scheitern verurteilt. Ich bin restlos verzweifelt. Der Schulleiter hat zwar großes Verständnis für meine Ängste, aber Hoffnung kann er mir keine machen. Die Sache ist offenbar entschieden. Und weit und breit keine Alternativlösung in Sicht.

Was ist das Besondere an Sprachheilschulen?

Echte Alternativen zur traditionellen Schule zur individuellen Sprachförderung, auch Sprachheil- oder Sprachförderschule genannt, gibt es tatsächlich so gut wie keine. Deshalb spielt sich in einigen dieser Schulen auch Jahr für Jahr dasselbe Drama ab. Eltern sind verzweifelt, wenn ihr Kind keinen Platz bekommen kann, und es bleibt ihnen allenfalls die Entscheidung, das Kind entweder in der allgemeinen Schule (Regelschule) oder aber in einer Schule zur individuellen Lernförderung unterzubringen.

Vermutlich wäre der Andrang auf die Sprachförderschulen sogar noch um einiges größer, gäbe es bei vielen Eltern nicht gewisse Vorbehalte gegen diese Einrichtung. Vielleicht ergeht es Ihnen ja ähnlich: Bei dem Wort „Sprachheilschule“ kommt Ihnen auf Anhieb die längst überholte „Sonderschule“ in den Sinn, und Sie gehen unwillkürlich auf Distanz. Die Vorstellung, das eigene Kind könnte schon zu Beginn seiner Schullaufbahn in eine Sackgasse geraten, ist verständlicherweise für jeden abschreckend. Dennoch sind solche Ängste völlig unbegründet. In Wirklichkeit hat die Institution Sprachheilschule – je nach Standort unterschiedlich ausgestattet – bemerkenswerte Besonderheiten zu bieten. Wenn Sie sich näher damit befassen, werden Sie es am Ende wahrscheinlich als Privileg betrachten, Ihre Tochter oder Ihren Sohn in einer solchen Schule unterbringen zu können.

Zunächst einmal finden in der Regel nur „normal begabte" Kinder Aufnahme in den Sprachförderschulen. Kinder also, bei denen keine eigentliche Lernbeeinträchtigung, sondern hauptsächlich eine Beeinträchtigung der Sprache vorliegt: Stammeln, Stottern oder Poltern, Dysgrammatismus, Verzögerung oder Störung der Sprachentwicklung, aber auch Lese- und Rechtschreibschwächen, sofern sie zu diesem frühen Zeitpunkt schon festgestellt werden konnten. Wenn zu erwarten ist, daß das Kind wegen dieser Sprachschwierigkeiten dem Unterricht der allgemeinen Schule vorerst nicht hinreichend folgen kann, kommt eine Aufnahme in die Sprachheilschule ohne Zweifel in Betracht. Dies gilt es allerdings erst einmal in einem umfangreichen diagnostischen Verfahren festzustellen.

Zum zweiten sind Sprachheilschulen grundsätzlich als Durchgangsschulen konzipiert. Ihr Lehrplan richtet sich nach dem Lehrplan der allgemeinen Schulen. Damit verfolgen sie das Ziel, den Kindern in absehbarer Zeit den Wechsel an die Regelschule zu ermöglichen. Tatsächlich gelingt es der Mehrzahl der Schüler, sich nach einer gewissen Zeit – normalerweise nach der zweiten oder nach der vierten Klasse – nahtlos in die Regelschule einzufädeln, ohne eine Klasse wiederholen zu müssen. Von einer schulischen Sackgasse kann also wahrhaftig nicht die Rede sein.

Das Aufnahmeverfahren

Wie findet man nun heraus, ob ein Kind besser in einer Sprachheilschule oder in einer anderen Schule untergebracht werden sollte? Nehmen wir das Beispiel der Erich-Kästner-Schule Künzelsau, einer Schule zur individuellen Sprachförderung in Baden-Württemberg. Diese Schule hat die einzelnen Schritte ihres Aufnahmeverfahrens auf ihrer Website (Adresse im Anhang) beispielhaft beschrieben. Die Darstellung ist im folgenden, mit freundlicher Genehmigung der Schule, wörtlich wiedergegeben. Dazu ist allerdings zu sagen, daß das Aufnahmeverfahren nicht bei allen Sprachheileinrichtungen auf gleiche Weise abläuft.

„**Sprachprüfung** Der Sprachstand muß auf allen Ebenen genau abgeklärt werden.

Intelligenzprüfung Voraussetzung für die Erfüllung des Bildungsplanes der Grund- und Hauptschule ist eine normale Begabung.

Sinnesprüfung Im Hör- und Sehtest muß abgeklärt werden, ob nicht eine Störung in diesen Bereichen vorliegt. Manchmal sind Sprachauffälligkeiten auf eine Beeinträchtigung des Gehörs zurückzuführen.

Motorikprüfung Sprachbehinderte Kinder zeigen oft erhebliche Störungen in der Grob- und Feinmotorik.

Schulleistungsprüfung Bei Bedarf werden Schulleistungstests durchgeführt. Vor allem soll festgestellt werden, ob eine Lese-Rechtschreibschwäche vorliegt. Lese- und Rechtschreibprobleme haben häufig dieselben Ursachen wie sprachliche Probleme.

Ursachenforschung Es wird in jedem Fall ein intensives Elterngespräch durchgeführt, um die Ursachen der Sprachstörung möglichst genau zu erfassen.

Einholung fachärztlicher Gutachten Die Schule arbeitet, wenn notwendig, mit ärztlichen oder anderen Beratungsstellen zusammen.

Am Ende der Beratung erfolgt eine Empfehlung. Auf Antrag der Eltern und mit Zustimmung des Staatlichen Schulamtes kann das Kind bei entsprechenden Ergebnissen in die Schule aufgenommen werden. Daneben gibt es noch die Möglichkeit, daß Kinder von Grundschulen an die Schule für Sprachbehinderte ‚überwiesen' werden, wenn eine Sprachbehinderung den Lernerfolg bedroht."

Was die genannte Intelligenzprüfung betrifft, so wird häufig der K-ABC (*Kaufman Assessment Battery for Children)* durchgeführt. Das ist ein sehr umfangreicher Test, der sich (im Gegensatz zu den meisten anderen Intelligenztests) auch bei Kindern unter sechs Jahren anwenden läßt. Er setzt zudem keine differenzierten Sprachfertigkeiten voraus und ist deshalb auch für Kinder mit Sprachschwierigkeiten geeignet.

Hier einige ausgewählte Testbeispiele aus dem K-ABC:

- *Handbewegungen.* Das Kind soll eine Serie von vorgeführten Handbewegungen in derselben Reihenfolge nachmachen. Damit werden unter anderem motorische Fähigkeiten und visuelles Kurzzeitgedächtnis geprüft.
Zahlen nachsprechen. Das Kind soll eine vorgesprochene Folge von Zahlen in der richtigen Reihenfolge wiederholen. Dieser Test prüft unter anderem das akustische Kurzzeitgedächtnis.
Wortreihe. Der Versuchsleiter deutet auf abgebildete Objekte und nennt sie gleichzeitig beim Namen (zum Beispiel „Haus", „Vogel", „Ball"); das Kind soll dies in derselben Reihenfolge wiederholen. Für die Bewältigung dieser Aufgabe sind besonders das akustische

Kurzzeitgedächtnis und das akustisch-motorische Gedächtnis gefordert.

Dreiecke. Das Kind soll aus verschiedenfarbigen Teilen ein Dreieck so zusammenlegen, daß es mit der Vorlage übereinstimmt. Diese Aufgabe stellt hohe Ansprüche an die analytischen und visuellen Fähigkeiten und an das logische Denken.

Fotoserie. Eine Serie von Bildern soll in der zeitlich richtigen Reihenfolge geordnet werden. Dieser Test setzt unter anderem logisches Denken und Erkennen von Details sowie von zeitlichen Beziehungen voraus.

Wortschatz. Das Kind soll einen abgebildeten Gegenstand benennen können. Um diese Aufgabe zu erfüllen, ist vor allem sprachliches Begriffsvermögen notwendig.

Der K-ABC nimmt normalerweise weit mehr als eine Stunde Zeit in Anspruch und wird deshalb oft auf mehrere Termine verteilt.

In der Regel ist das Aufnahmeverfahren der Sprachheilschulen also sehr zeitaufwendig. Dieser hohe Aufwand wird zuweilen auch kritisiert. Rudolf Taubitz, der langjährige Leiter einer Münchner Sprachheilschule, ist jedoch von der Notwendigkeit einer gründlichen, umfassenden Eingangsdiagnostik überzeugt: „Ein weit verbreiteter Irrtum bei der Beurteilung einer Sprachbehinderung ist, man könne diese Defizite ohne differenzierende Tests erkennen. Sozusagen nach dem Motto: Eine Stunde in der Klasse zuschauen, und schon weiß man Bescheid! Die Folge davon ist leider, daß immer noch viel zu häufig Kinder in der Grundschule landen, deren Schwierigkeiten erst im Laufe der ersten Wochen oder Monate oder gar erst im zweiten Schuljahr entdeckt werden, nachdem kostbare Entwicklungs- und Förderzeit ungenutzt verstrichen ist."

Der Unterricht in der Sprachheilschule

Wie die besondere Förderung in den Sprachheilschulen nun im einzelnen aussieht, hängt natürlich von der jeweiligen Einrichtung ab. Gemeinsame Merkmale sind aber zum Beispiel, daß hier speziell ausgebildete Sprachheilpädagogen in Klassen unterrichten, die wesentlich kleiner als Regelschulklassen sind. Außerdem gehört zum Konzept der Sprachheilschulen, daß separate Therapiestunden in Kleingruppen stattfinden.

Nehmen wir noch einmal das Beispiel Erich-Kästner-Schule Künzelsau:

„In der Regel werden nicht mehr (oft weniger) als zwölf Kinder in einer Klasse unterrichtet.

Der Klassenunterricht wird so aufgebaut, daß die besonderen Bedürfnisse der einzelnen Kinder berücksichtigt werden.

Zusätzlich zum Klassenunterricht bekommen die Kinder Einzeltherapie und speziellen Stütz- und Förderunterricht in kleinsten Gruppen. Für motorisch auffällige Kinder wird besonderer Sportunterricht angeboten.

Spielbetreuung und Ganztagesbetrieb ermöglichen ein gutes Schüler-Lehrer-Verhältnis. Darüber hinaus ist die Schule stets um gute Zusammenarbeit mit dem Elternhaus bemüht."

Über solche Bedingungen hinaus ist es vielen Schulen ein Anliegen, die Arbeit ihrer Einrichtung ständig weiterzuverbessern. Als Rudolf Taubitz 2001 die Leitung „seiner" Sprachheilschule niederlegte, zog er in einem Schulkonzept, das er zum Abschluß seiner jahrzehntelangen Arbeit verfaßte, auch diesbezüglich Bilanz:

„Aus unserem Kollegium kam immer wieder die Nachfrage nach schulinterner Fortbildung: Medienpädagogik, Umwelterziehung, Ernährungsfragen, Spiele draußen und drinnen, vielseitige Sinneserfahrungen, rhythmisch-musikalische Erziehung, sensorische Integration, Untersuchungsverfahren zur Erfassung dysgrammatischer und dyslalischer Symptome, Therapiemethoden zum Abbau von Stottersymptomen, Berichte von Tagungen und Fortbildungen und vieles andere mehr. Eine ganze Reihe dieser Themen setzten wir in Projektwochen in die Tat um – die Kinder waren die Gewinner!“

Pro und contra Förderzentren

Von der Schule zur individuellen Lernförderung war in diesem Kapitel schon einmal die Rede. Nun soll sie etwas näher beschrieben werden. Denn zwischen dem Konzept der Lern- und der Sprachförderschulen gibt es wesentliche Unterschiede. Das betrifft vor allem den Lehrplan. Während sich die Sprachheilschule am Lehrplan der Grundschule orientiert, sind beispielsweise in Bayern in den Schulen zur individuellen Lernförderung sogenannte Diagnose- und Förderklassen eingerichtet. Hier ist der Lernstoff der ersten und zweiten Klasse auf drei Jahre verteilt. Es wird also ein zusätzliches Unterrichtsjahr eingeschoben. Das bedeutet, daß die Schüler die dritte Klasse erst nach drei Schuljahren erreichen.

Für Schüler mit Lernschwierigkeiten ist das meistens die optimale Lösung. Sie haben auf diese Weise genügend Zeit, sich in den Unterrichtsablauf und den Lernstoff einzufinden. Andererseits leuchtet es ein, warum die Schule zur individuellen Lernförderung für die typischen Sprachförderschüler weniger geeignet ist. Ein langsameres Unterrichtstempo und ein zusätzliches Schuljahr wäre für diese Kinder kaum hilfreich, vielfach eher ein Hindernis. Der Unterricht kann einem Schüler leicht langweilig werden, wenn ihn allmählich das Gefühl beschleicht, nicht seinen Fähigkeiten entsprechend gefordert zu werden.

Um zum wesentlichen Punkt zu kommen: Die Unterscheidung zwischen den beiden Förderschultypen ist deshalb wichtig, weil sich gewisse bildungspolitische Maßnahmen erst dadurch richtig einordnen lassen. Einige deutsche Bundesländer sind in den letzten Jahren verstärkt dazu übergegangen, nach und nach sogenannte „behinderungsübergreifende Förderzentren“ einzurichten. Das heißt, verschiedene Fördereinrichtungen werden hier unter einem Dach zusammengefaßt. In der Regel sind das die Sprachheilschule, die Lernförderschule und oftmals auch noch andere Einrichtungen wie die Schule für erziehungsschwierige Kinder. Die Eigenständigkeit der einzelnen Fördereinrichtungen ist damit aufgelöst. Als Hauptargument für diese Maßnahmen gilt, daß bei vielen Kindern nicht eine einzelne, klar einzugrenzende Behinderung, sondern vielmehr mehrere Störungen gleichzeitig vorlägen. Die Kehrseite der Medaille: Wenn Schüler mit unterschiedlichen Beeinträchtigungen nicht mehr separat unterrichtet, sondern in gleichen Klassen zusammengefaßt werden, sind die Möglichkeiten der individuellen Förderung zwangsläufig eingeschränkt.

Das ist im wesentlichen der Grund, warum sich Pädagogen und Eltern seit geraumer Zeit unmißverständlich gegen einen weiteren Ausbau von Förderzentren aussprechen – mit unterschiedlichen Resultaten.

- In Nordrhein-Westfalen förderte ein Schulversuch, an dem zwischen 1994 und 2000 insgesamt 31 Schulen mit mehr als 4000 Schülern teilnahmen, aufschlußreiche Tatsachen zutage. In diesem Versuch wurden die Vor- und Nachteile eines gemeinsamen Unterrichts für Schüler mit Lern-, Erziehungs- und Sprachschwierigkeiten unter die Lupe genommen. Der Abschlußbericht der Studie vom 31. Juli 2001 lieferte interessante Ergebnisse: 70 % der befragten Lehrkräfte vertraten die Ansicht, daß Kinder mit Sprachschwierigkeiten in einem Förderzentrum nicht angemessen gefördert werden könnten. Die Eltern waren ganz ähnlicher Meinung. Sie gaben an, die Sprachheilschule in ihrer bisherigen Form einem Förderzentrum vorzuziehen, da „eine behinderungsspezifische Förderung dort eher gewährleistet“ sei. Bei dem Schulversuch stellte sich nebenbei heraus, daß von den Förderzentren prozentual weniger Schüler den Sprung in die Regelschule schaffen als von den Sprachheilschulen. Die Studie gelangte folglich unter anderem zu dem Schluß, „daß die spezialisierte Schule für Sprachbehinderte weiterhin unverzichtbar ist“.

- In Bayern nahm die Bildungspolitik der vergangenen Jahre eine andere Richtung. War die Anzahl der dortigen Sprachheilschulen noch zwischen 1980 und 1990 um das Dreifache, nämlich auf mehr als 40 Einrichtungen, gestiegen, so ging sie zwischen 1990 und 2000 um nahezu die Hälfte wieder zurück. Die Mehrzahl der Einrichtungen wurde in Förderzentren verlegt, ein Teil sogar ganz geschlossen. Seither kämpfen betroffene Eltern unermüdlich um die Erhaltung der verbliebenen Sprachförderschulen.

- In Bremen steht man längst vor vollendeten Tatsachen. Die dortigen zwei Sprachheilschulen wurden trotz massiver Proteste aufgelöst, eine schon 1994, die andere 2001. Heute gibt es in Bremen nur noch Förderzentren, wo Kinder mit Sprach-, Lern- und Verhaltensschwierigkeiten gemeinsam unterrichtet werden.

Wenn Sie Ihr Kind in einer Sprachheilschule unterbringen möchten

Wie man sehen kann, geht die Zahl der eigenständigen Sprachheilschulen nach traditionellem Muster vielerorts zurück. Der Förderbedarf aber bleibt nicht nur, er wird, einschlägigen Veröffentlichungen zufolge, sogar immer größer. Das Gerangel um die verfügbaren Plätze dürfte demnach in absehbarer Zeit kaum nachlassen.

Damit jedoch kein falsches Bild entsteht, muß man noch eins hinzufügen: In einigen Förderzentren gibt es durchaus separate Klassen für Kinder mit verschiedenen Beeinträchtigungen. Das bedeutet, daß beispielsweise Kinder mit Sprachschwierigkeiten dort wie bisher von eigenen Sprachförderlehrern unterrichtet werden. Wenn Sie Ihr Kind also in einem Förderzentrum anmelden wollen, sollten Sie sich erkundigen, ob es dort separate Sprachheilklassen gibt.

Auch wenn Sie sich für eine Regelschule entscheiden, besteht unter Umständen die Möglichkeit einer besonderen Förderung für Ihr Kind, nämlich durch den Mobilen Sonderpädagogischen Dienst (MSD), der dort in regelmäßigen (wenn auch meist viel zu großen) Abständen im Einsatz ist.

Sollten Sie für Ihr Kind hingegen eine traditionelle Sprachheilschule ins Auge fassen, hier ein paar Tips, die Ihnen hoffentlich einiges Zittern und Bangen um einen verfügbaren Platz ersparen:

- Nehmen Sie möglichst frühzeitig – bis zu einem Jahr im voraus – mit der betreffenden Schule Kontakt auf. Lassen Sie sich über die übliche Vorgehensweise für das Aufnahmeverfahren ins Bild setzen.
- Erklären Sie sich gegebenenfalls damit einverstanden, daß neben dem üblichen diagnostischen Verfahren auch Stel-

lungnahmen anderer Institutionen herangezogen werden, zum Beispiel von Ärzten, Psychologen oder dem Kindergarten. Sofern es die Aussichten auf eine Aufnahme Ihres Kindes verbessert, können Sie ein zusätzliches Gutachten auch auf eigene Veranlassung erstellen lassen.

- Falls Ihr Kind im Rahmen des Aufnahmeverfahrens einen Probeunterricht besucht, sprechen Sie mit den Lehrern. Machen Sie sie auf spezielle Probleme Ihres Kindes aufmerksam, die im Unterricht womöglich nicht sofort auffallen. Auch solche Hinweise können unter Umständen mit darüber entscheiden, ob Ihr Kind aufgenommen wird oder nicht.
- Bei längeren Wartezeiten macht es eventuell auch Sinn, sich bei der betreffenden Schule zwischendurch in Erinnerung zu bringen. So gerät Ihr spezielles Anliegen nicht in Vergessenheit, und Sie bleiben über neuere Entwicklungen auf dem laufenden.

Doch selbst wenn Ihnen die Vorteile der Sprachheilschule noch so reizvoll erscheinen, vergewissern Sie sich, daß Ihr Kind mit seinen speziellen Bedürfnissen auch wirklich an der richtigen Adresse ist. Wenn Sie im Lauf des Aufnahmeverfahrens den Rat bekommen, Ihr Kind lieber in einer Schule zur individuellen Lernförderung oder aber in der Regelschule anzumelden, akzeptieren Sie dies – es sei denn, Ihr Gefühl und besseres Wissen spricht eindeutig dagegen.

Wenn es Ihnen schließlich gelungen ist, Ihr Kind in der Sprachheilschule unterzubringen – herzlichen Glückwunsch! Aber jetzt die Hände in den Schoß zu legen hieße, sich mit einem halben Erfolg zu begnügen. Je enger Sie künftig mit der Schule zusammenarbeiten, um so besser sind Sie in der Lage, die Fortschritte Ihres Kindes zu unterstützen. Vereinbaren Sie regelmäßig Gesprächstermine mit den Lehrern. Tauschen Sie mit ihnen Ihre Beobachtungen aus und stimmen Sie sich über die Gestaltung der Hausaufgabenzeiten ab.

Wenn Sie Freude am sozialen Engagement haben, können Sie auch überlegen, ob Sie dem Elternbeirat der Schule oder einem Förderverein beitreten wollen. Elternvertreter haben, was schulpolitische Forderungen anbelangt, mehr Einflußmöglichkeiten, als man auf den ersten Blick vermuten würde. Für eine mehr oder weniger gefährdete Institution wie die Sprachförderschule ist dies natürlich besonders wichtig. Aber nicht nur das. In diesen Kreisen kursieren üblicherweise wertvolle Informationen, die Sie zum Vorteil Ihres Kindes nutzen können. Das macht die Zeit und Mühe, die Sie in eine Mitarbeit investieren, schon fast wieder wett.

Wie die Geschichte für Paul ausging

Zu guter Letzt soll auch noch verraten werden, wo Paul seinen ersten Schultag antrat. Um es gleich zu sagen: Die Geschichte ging gut aus. Der Schulleiter, ein Mensch mit Herz und Einfühlungsvermögen, war von meiner verzweifelten Reaktion am Telefon so betroffen, daß er noch am selben Nachmittag das Lehrerkollegium einschaltete. Ein Lehrer erklärte sich daraufhin bereit, Paul als zusätzlichen Schüler in seine neue Klasse aufzunehmen. Wie dankbar wir ihm und dem Rektor dafür noch heute sind, brauche ich wohl nicht zu betonen.

Doch vorerst wußten wir ja nichts davon, denn zu Hause waren wir das ganze Wochenende über telefonisch nicht erreichbar. Unser Familienbesuch geriet unterdessen angesichts der verzwickten Situation zu einer Art Krisensitzung. Wir zerbrachen uns die Köpfe, wo wir uns auf die Schnelle mit unserem Problem hinwenden könnten. Galt es doch, noch rechtzeitig vor der Schuleinschreibung eine gute Lösung für Paul zu finden. Am Samstagmorgen klingelte ich die Sozialpädagogin, die für Pauls Förderung im Kindergarten zuständig war, aus dem Bett. Statt darüber verärgert zu sein, versprach sie, sofort einen Brief an den Rektor der Sprachheilschule zu verfassen. Mit diesem Schreiben wollte ich dann gleich am Montag früh in der Schule vorsprechen. Vielleicht ließe sich ja doch noch etwas bewirken.

Noch heute berührt es mich sehr, diesen Brief zu lesen, der trotz der gebotenen Eile und des ungelegenen Zeitpunkts mit so viel Überlegung und Sorgfalt geschrieben wurde. Pauls damaliger Entwicklungsstand und unser Anliegen sind darin treffend auf den Punkt gebracht.

„Sehr geehrter Herr Y,

wie ich eben erfahren habe, haben Sie Paul nicht für einen Platz in Ihrer Schule vorgesehen. Diese Entscheidung, die Sie sicherlich sorgfältig trafen, erfüllt mich dennoch mit großer Sorge. Um meine Bedenken zu verstehen, möchte ich Ihnen anhand einiger Beispiele verdeutlichen, wie stark beeinträchtigt Pauls Alltagsleben noch ist. Diese Probleme tauchen in einem Testergebnis vielleicht nicht so augenscheinlich auf, da seine Fähigkeiten im logisch-mathematischen Bereich so herausragend sind. Was Paul jedoch dringend benötigt, ist:

- Eine kleine, für ihn überschaubare Gruppe.
- Ein Pädagoge, der seine Ängste und Nöte richtig einschätzt. Mir fällt das immer wieder auf, wenn wir Vertretung für Kolleginnen haben, die Paul als verhaltensauffällig einstufen, ihn zurechtweisen und ihm dadurch Unrecht tun.
- Klare, überschaubare Strukturen, Orientierungshilfen und Führung: Bei mehreren Anforderungen gleichzeitig braucht er Strukturierungshilfen. Was kommt zuerst, was dann?

- Viele eigene Handlungsmöglichkeiten (Erfahrungen), um Zusammenhänge besser zu verstehen.

Paul leidet unter seinen Wortfindungsproblemen. Er braucht Hilfe bei der Wortwahl und Schutz vor den Reaktionen der Kinder. Oft benutzt er ein falsches Wort, worüber andere Kinder lachen. Dann ist er frustriert, manchmal wird er wütend oder er weint.

Pauls Leistungen sind tagesformabhängig. An manchen Tagen gelingt es ihm beispielsweise nicht, eine Bildergeschichte in der richtigen Reihenfolge zu sortieren, an einem anderen Tag geht dies mühelos. Paul ist sich seiner Defizite in diesem Bereich bewußt, und er ist sehr unglücklich darüber. Auch in diesem Bereich braucht er einen Pädagogen, der um diese Probleme weiß und damit umgehen kann.

Ich hoffe, daß ich Ihnen anhand dieser Beispiele zeigen konnte, wie wichtig ein geschützter Rahmen für die weitere Entwicklung dieses sensiblen Jungen ist ..."

Mit klopfendem Herzen wartete ich am Montag Morgen in der Schule auf die Ankunft des Rektors und ging währenddessen in Gedanken nochmals alle meine Argumente durch. Kurze Zeit später kam der Schulleiter um die Ecke gebogen, und bevor ich den Mund aufmachen konnte, rief er schon: „Ich hab das ganze Wochenende versucht, Sie zu erreichen – Ihr Sohn hat einen Platz!"

Zwei Jahre nach seiner Einschulung konnte Paul die Sprachheilschule schon wieder verlassen und in die dritte Klasse der Grundschule überwechseln. Es waren zwei Jahre enormer Entwicklungsfortschritte. Pauls schulische Fähigkeiten hatten sich deutlich verbessert, sein Selbstbewußtsein war gewachsen. Für den Übertritt an die Regelschule brachte er nun die besten Voraussetzungen mit.

14. Kapitel:

Schulwechsel – wo soll es hingehen?

Der Übertritt nach der vierten Klasse in die Sekundarstufe I* ist für jeden Schüler ein besonderes Ereignis. Auch die Eltern machen sich gewöhnlich schon lange im voraus Gedanken: Welche Schule sollen wir wählen? Eine private oder eine öffentliche? Hauptschule, Realschule oder Gymnasium? Oder fürs erste die Orientierungsstufe? Wo wird unser Kind am besten zurechtkommen, welchen Abschluß könnte es schaffen?

Für Kinder mit Sprachschwierigkeiten ist eine solche Entscheidung wahrscheinlich noch komplizierter. Wieder einmal sind wir als Eltern gefordert, uns ausreichend Zeit zu nehmen und alle Überlegungen sorgfältig abzuwägen. Schließlich geht es um nichts geringeres, als die Weichen für die weitere Schul- und spätere Berufslaufbahn unserer Kinder richtig zu stellen und ihnen Mißerfolge und Enttäuschungen nach Möglichkeit zu ersparen.

Was meinen Sohn anbelangt, so stellte sich der Übertritt an die Realschule für ihn als die richtige Entscheidung heraus. Zuvor besuchte er die dritte und vierte Klasse der Grundschule, auf die er, wie im vorigen Kapitel erwähnt, nach der Sprachheilschule überwechselte.

Auch für einen solchen, vergleichsweise harmlosen Übertritt können Kinder übrigens ein wenig elterliche

---

* Mit Sekundarstufe I bezeichnet man die Klassen 5 bis 10 der weiterführenden Schulen.

Unterstützung gut gebrauchen. Uns kam damals der Zufall entgegen, denn es stellte sich heraus, daß Paul und ein Mitschüler aus seiner Klasse an dieselbe Schule wechseln würden. So nutzten dessen Mutter und ich den günstigen Umstand und vereinbarten gemeinsam einen Gesprächstermin bei der Schulleiterin, um ihr unser Anliegen vorzutragen: Unsere Söhne sollten doch möglichst in derselben Klasse untergebracht werden. Dann könnten sie sich in der neuen Umgebung gegenseitig Halt und Sicherheit geben. Die Schulleiterin zeigte Verständnis und war sofort einverstanden. Unseren zweiten Wunsch – eine möglichst kleine Klasse für unsere Kinder auszuwählen – brauchten wir erst gar nicht anzusprechen. Die drei bestehenden Parallelklassen hatten allesamt schon mehr als 25 Schüler. Das bedeutete, daß unsere Kinder von einer Klasse mit 14 Schülern in eine doppelt so große wechseln würden. Um ihnen diese Umstellung zu erleichtern, arrangierte die Schulleiterin vorab einen Schnuppertag für die beiden Neuankömmlinge. Eine weitere Vorkehrung: Mit dem bisherigen Klassenleiter verabredeten wir, bis auf weiteres in Kontakt zu bleiben. Sollten sich an der neuen Schule Probleme abzeichnen, würde er – das Einverständnis der neuen Lehrerin vorausgesetzt – seine bisherigen Erfahrungen einbringen und auf diese Weise mithelfen, eine geeignete Lösung zu finden.

Auf dieses Angebot brauchten wir jedoch nicht zurückzugreifen. Paul schaffte es bald, sich in der neuen Klasse einzuleben, und mit den Anforderungen der dritten Klasse kam er auf Anhieb gut zurecht. Auch sein Freund bewältigte den Übertritt ohne besondere Probleme.

Das gibt Anlaß zur Zuversicht. Dennoch bleibt die Frage: Wie geht es nach der Grundschule weiter? Daß der Übertritt an eine weiterführende Schule nicht immer glatt über die Bühne geht, sondern mitunter Turbulenzen verursacht, zeigt sich an den folgenden Beispielen.

Die neue Schule – richtig gewählt?

Ein Elterntreffen, organisiert vom Verein zur Förderung Sprachbehinderter im Raum München. Zu dieser Veranstaltung haben sich zahlreiche Interessenten eingefunden. Denn das Thema des heutigen Abends ist die spannende Frage: Wie ist es Kindern mit Sprachschwierigkeiten ergangen, die nach einigen Jahren Förderschule in eine weiterführende Schule wechselten? Einzelne Teilnehmer berichten über ihre Erfahrungen.

Beispiel 1: Hauptschule

Die Hauptschule gehört bekanntlich zu den Schultypen, die mit besonders vielen Vorurteilen zu kämpfen haben. Etwa in der Art: „Auf der Hauptschule landen sowieso nur schlechte Schüler, bei denen der Notendurchschnitt für eine höhere Schule nicht reicht.“ – „In den Hauptschulklassen herrscht ein rauhes Klima; da wird nicht mit dem Kopf, sondern mit den Fäusten gearbeitet.“ – „Mit einem Hauptschulabschluß hat man schlechte Berufsaussichten.“

Was ist dran an solchen Vorstellungen? Die Frage läßt sich sicher nicht pauschal beantworten. Wie in den meisten Fällen kommt es auch hier sehr stark auf das Einzelbeispiel – die jeweilige Einrichtung – an. Am besten, Sie machen sich selbst ein Bild, falls Sie für Ihr Kind eine Hauptschule in Betracht ziehen. Besuchen Sie, wenn möglich, mehrere Hauptschulen in Ihrer Umgebung, und vergleichen Sie die verschiedenen Einrichtungen nach folgenden Gesichtspunkten: Wie wirkt die Atmosphäre in der Schule auf Sie? Wie gehen Lehrer und Schüler miteinander um? Wie versucht man, Konflikte zu bewältigen? Wie groß sind die Klassen? Wie sieht das Unterrichtskonzept aus? Gibt es Förderangebote oder besondere Projekte? Mit welchen Unterrichtsmitteln ist die Schule ausgestattet? Bestehen an der Schule eventuell auch Möglichkeiten für einen weiterführenden Abschluß?

Es trifft übrigens nicht zu, daß die Hauptschule keine beruflichen Perspektiven zu bieten hat. Ein Hauptschulabschluß ist nicht nur die Voraussetzung für eine solide Berufsausbildung im dualen System (das heißt im Betrieb und in der Berufsschule) oder bei einer Behörde, sondern berechtigt auch zum Besuch beruflicher oder weiterführender allgemeinbildender Schulen, um beispielsweise den mittleren Bildungsabschluß zu erwerben.

Der folgende Erfahrungsbericht stammt von einer Mutter, deren Sohn erst auf Umwegen die Vorzüge der Hauptschule entdeckte.

„Mein Sohn war vier Jahre lang in einer Sprachheilschule, wo er gute soziale Kompetenzen aufbauen und ein starkes Selbstvertrauen entwickeln konnte. Vielleicht ein wenig *zu* stark, denn als es so weit war, hatte er sich felsenfest in den Kopf gesetzt, auf eine Realschule zu gehen. Die Schule, die er sich aussuchte, war ausgerechnet eine Ganztagsschule. Das hieß täglich Unterricht bis 17 Uhr. Die Klassenstärken lagen bei etwa 30 Schülern, die Anforderungen waren hoch, das Lerntempo enorm. Ein gutes Jahr hat mein Sohn das durchgehalten, dann streckte er die Waffen. Er wechselte auf die Hauptschule. Aber hier war ihm wiederum alles zu einfach! Ständig bekam ich dasselbe Lied zu hören: ‚Das kann ich doch schon längst. Das ist mir alles zu langweilig.' Zwei Jahre dauerte es, bis wir endlich die optimale Lösung fanden. Heute besucht unser Sohn die

M-Klasse* der Hauptschule, wo er sich richtig wohlfühlt. In der ersten Zeit bin ich praktisch zu allen Lehrern – ob Klassenleitung oder Fachlehrer – in die Sprechstunde gegangen und habe mit allen ein ausführliches Gespräch geführt. Das hat meinem Sohn sehr geholfen."

Beispiel 2: Montessori-Schule

Eine Montessori-Schule erscheint vielen Eltern als ideale Alternative zur Regelschule. Die Montessori-Pädagogik (benannt nach ihrer Begründerin Maria Montessori, 1870–1952) vertritt die Auffassung, daß ein seelisch gesundes Kind genügend Eigenantrieb hat, um sich verschiedene Fähigkeiten wie Lesen, Schreiben und Rechnen weitgehend selbst anzueignen. „Hilf mir, es selbst zu tun!" lautet dementsprechend der bekannte Grundsatz, der sich an die Pädagogen richtet. Für den Unterricht bedeutet das, daß sich die Kinder nicht immer zur selben Zeit mit dem gleichen Stoff befassen. In der Freiarbeit – ein charakteristischer Bestandteil des Montessori-Unterrichts – entscheiden die Schüler von sich aus, an welchem Thema sie arbeiten wollen. Auch das Lerntempo und die Dauer der Beschäftigung mit dem jeweiligen Stoff können sie selbst bestimmen. Ein weiteres Charakteristikum ist der fächerübergreifende Unterricht, der das vernetzte Denken fördern soll. Anstelle von Zeugnisnoten werden in der Montessori-Schule Lernentwicklungsberichte ausgestellt. Auf Hausaufgaben wird größtenteils verzichtet.

---

* Das „M" steht für „Mittlere Reife". Seit 1999 sind in einigen bayerischen Hauptschulen M-Klassen eingerichtet, die zum mittleren Schulabschluß (der dem Realschulabschluß gleichwertig ist) führen. Der M-Zug beginnt in der siebten Klasse und endet in der zehnten Klasse mit der Abschlußprüfung.

Da die Montessori-Schule keine staatlich anerkannte Ersatzschule ist, können die Schüler an dieser Einrichtung keinen Schulabschluß erwerben. Sie müssen ihre Abschlußprüfungen extern an einer öffentlichen Schule ablegen.

Viele Eltern glauben trotzdem, daß ihr Nachwuchs in der Montessori-Schule die besseren Chancen hat, weil der Leistungsdruck wegfällt und die Arbeit in Eigeninitiative auf viele einen großen Reiz ausübt. Das dürfte in den meisten Fällen auch zutreffen. Gerade Schülern mit besonderem Förderbedarf wird häufig eine Montessori-Schule empfohlen. Auf einige Kinder – nämlich solche, die Halt, Orientierung und festgelegte Strukturen brauchen, die zappelig sind oder unter Aufmerksamkeitsstörungen leiden – wirkt sich die Montessori-Pädagogik allerdings nicht immer so segensreich wie erhofft aus. Der folgende Erfahrungsbericht zeigt, daß man zumindest keine Erfolgsgarantie erwarten darf.

„Nach vier Jahren Sprachheilschule kam unser Sohn auf eine Montessori-Schule. Wir waren sehr froh, daß wir einen Platz für ihn bekamen, denn der Andrang war ungeheuer groß; man mußte sich frühzeitig anmelden. Am Anfang war es für unseren Sohn eine große Umstellung. Vor allem das selbständige Arbeiten, das er bisher in dieser Art und Weise nicht gewohnt war, fiel ihm schwer. In der Sprachheilschule war der Lernstoff immer in schönen Portionen verabreicht worden. In der Montessori-Schule dagegen werden Wochenpläne aufgestellt, und dann bleibt es jedem Schüler selbst überlassen, sich seinen Lernstoff einzuteilen. Hausaufgaben gibt es so gut wie keine, so daß man als Eltern wenig Kontrolle über die Lernfortschritte seines Kindes hat. Es ist übrigens sowieso nicht erwünscht, daß die Eltern sich allzu sehr einmischen – die sollen sich möglichst raushalten. In der ersten Zeit sah es so aus, als würde unser Sohn an dieser

Schule scheitern. Aber dann packte ihn der Ehrgeiz, und er lernte, mehr und mehr auf eigenen Füßen zu stehen. Inzwischen ist er in der siebten Klasse, und ich bin froh, daß ich endlich sagen kann: Es geht ihm gut."

Beispiel 3: Orientierungsstufe

Die sogenannte schulartunabhängige Orientierungsstufe ist eine Schule von besonderer Art. Sie umfaßt nur zwei Jahrgangsstufen, die fünfte und die sechste Klasse. Hier werden Schüler unterrichtet, bei denen am Ende der vierten Klasse noch nicht zu erkennen war, für welche weiterführende Schule sie sich eignen. Daß Kinder schon im Alter von zehn oder elf Jahren vor der Entscheidung über ihre weitere Schullaufbahn stehen, ist übrigens eine deutsche Besonderheit. In den meisten europäischen Ländern findet diese Differenzierung erst zwei Jahre später statt.

Dementsprechend hat die Orientierungsstufe den Sinn, die Schullaufbahnentscheidung bis zum Ende der sechsten Jahrgangsstufe offen zu halten. In dieser Zeit werden die Schüler auf ihre Fähigkeiten und Begabungen hin beobachtet und eingestuft. In bestimmten Fächern gibt es zum Beispiel eine Unterteilung in verschiedene Leistungsniveaus, die sich an den Anforderungen des Gymnasiums, der Realschule und der Hauptschule orientieren.

Nicht alle deutschen Bundesländer haben eine Orientierungsstufe anzubieten. Die hohen Anmeldezahlen zeigen indes, daß diese besondere Schulform sehr gefragt ist. Denn bei vielen Schülern ist am Ende der vierten Klasse tatsächlich noch nicht abzusehen, welcher Schultyp für sie der richtige ist. Gegner des deutschen Schulsystems sind sogar überzeugt, daß man bei höchstens 60 Prozent der Schüler im Grundschulalter zuverlässige Prognosen über ihre weitere Entwicklung abgeben kann. Das ist nicht nur ein Dilemma für die Kinder und ihre Eltern, sondern auch für die Lehrkräfte, die sich alljährlich mit der drängenden Frage konfrontiert sehen, welche Schule sie denn nun für welche Kinder empfehlen können. Bei diesem Entscheidungsdruck ist es begreiflich, daß mitunter Meinungsverschiedenheiten aufkommen: Die Lehrerin schüttelt den Kopf über die „beratungsresistenten“ und „überehrgeizigen“ Eltern; diese wiederum argwöhnen, daß die Lehrerin ihre Entscheidungen aus reiner Willkür trifft*. Doch sollte man darüber die Interessen des Kindes nicht vergessen. Bestimmt ist es das beste, gemeinsam nach einer Lösung zu suchen – einerseits um dem Kind Versagensängste zu ersparen, andererseits, um ihm keine Zukunftschancen zu verbauen.

Bietet die Orientierungsstufe einen Ausweg aus dem Dilemma des frühen Entscheidungszwangs? Bedeutet sie – gerade für Sprachförderschüler – einen sanfteren Übergang in die Sekundarstufe I? Hierzu der Erfahrungsbericht einer Mutter:

„Vielleicht wäre der Schulwechsel für meinen Sohn leichter zu verkraften gewesen, wenn er wenigstens die letzten Monate seiner Grundschulzeit noch auf einer Regelschule verbracht hätte. Denn der abrupte Wechsel von der behüteten Sprachheilschule auf die Orientierungsstufe im vergangenen Herbst war ein Sprung ins kalte Wasser. Allein die Größe des Schulzentrums, wo neben der Orientierungsstufe auch noch Realschule und Gymnasium untergebracht sind, wirkt enorm einschüchternd. Dazu kommen noch die großen Klassen von 30 bis 33 Schülern! Auch der Unterricht ist anstrengend, und die früh-

* In Baden-Württemberg, Bayern und Sachsen haben die Lehrer einen größeren Einfluß auf die Übertrittsentscheidung als in den übrigen Bundesländern.

zeitige Aufteilung in A-, B- und C-Kurse in den Fächern Mathematik und Englisch macht meinem Sohn enorme Probleme. Im Augenblick belastet ihn die Situation sehr, aber wir hoffen, daß er sich mit der Zeit zurechtfinden wird."

Beispiel 4: private Realschule

„Wenn Sie nicht sicher sind, ob Ihr Kind eher für die Realschule oder fürs Gymnasium geeignet ist – wählen Sie die Realschule!" Diese Empfehlung haben Sie vielleicht schon des öfteren gehört. Besonders in den letzten Jahren, wo zahlreiche Bundesländer dazu übergegangen sind, die vierstufige Realschule (7. bis 10. Klasse) sukzessive durch eine sechsstufige (5. bis 10. Klasse) zu ersetzen.

Allgemein heißt es: Die Realschule ist hauptsächlich für Kinder geeignet, die praktisch, organisatorisch und kaufmännisch beziehungsweise technisch veranlagt sind. Denn der Unterricht ist darauf ausgerichtet, die Schüler auf eine spätere Ausbildung besonders im Verwaltungs- und kaufmännischen oder im technischen Bereich vorzubereiten. Wer Schwierigkeiten in sprachlichen Fächern hat, sollte jedenfalls nicht als erstes an einen Übertritt aufs Gymnasium denken, da dort großes Gewicht auf die Fächer Deutsch und Fremdsprachen gelegt wird.

Am Ende der 10. Klasse steht der mittlere Schulabschluß (Realschulabschluß). Er eröffnet den Schulabgängern unter anderem die Möglichkeit, in eine Berufsfachschule oder Fachoberschule einzutreten. Unter bestimmten Voraussetzungen ist auch der Übertritt auf die gymnasiale Oberstufe möglich.

Private Realschulen stellen – wie auch andere Privatschulen – eine gefragte Alternative zu den öffentlichen Einrichtungen dar, denn sie können mit allerlei Vorteilen aufwarten. Hier kommen die Schüler beispielsweise in den Genuß von kleineren Klassen, einer Ganztagsbetreuung, individueller Förderung, einer attraktiveren Unterrichtsgestaltung ... Für derlei Vorzüge müssen die Eltern allerdings meistens tief in die Tasche greifen, denn Privatschulen haben ihren Preis. Ein weiterer Nachteil: Schulen, die nicht staatlich anerkannt, sondern nur staatlich genehmigt sind, haben keinen anerkannten Abschluß anzubieten.

Manche Eltern vertreten den Standpunkt: „Bevor wir unser Kind auf die Hauptschule schicken, leisten wir uns lieber eine Privatschule.“ Gerade bei Kindern mit besonderem Förderbedarf kann sich dann aber herausstellen, daß auch der Unterricht an einer Privatschule kein Honiglekken ist. Eine Mutter erzählt:

„Mein Sohn ist in diesem Schuljahr, nach vier Jahren Sprachheilschule, in eine private (staatlich genehmigte) Realschule gewechselt. Es handelt sich um eine Ganztagsschule mit relativ großen Klassen. Der Übertritt war nicht einfach. Vor allem der Umstand, es plötzlich mit so vielen verschiedenen Lehrern zu tun zu haben – es sind insgesamt neun –, machte meinem Sohn ziemlich zu schaffen. Hinzu kommt, daß in seiner Klasse etliche ältere Schüler sind, die schon eine Klasse wiederholt haben. Das macht es ihm noch schwerer, mit der Klasse Schritt zu halten. In den Herbstferien stand jedenfalls alles andere als Erholung auf dem Programm. Mein Sohn mußte tüchtig pauken, um seinen Rückstand aufzuholen. Aber jetzt sieht es so aus, als ob er es packt.“

Beispiel 5: privates Gymnasium

Eines läßt sich mit Gewißheit sagen: Der Sprung aufs Gymnasium ist nur einem geringen Teil von Sprachheilschülern vorbehalten. Das liegt sicher daran, daß viele am Ende der vierten Klasse noch zu sehr mit ihren Sprachschwierigkeiten zu kämpfen haben. Den hohen Anforderungen des Gymnasiums fühlen sich zu diesem Zeitpunkt die wenigsten gewachsen.

Eine Privatschule kann, wie gesagt, über so manche Hürde hinweghelfen – aber eben nicht über jede, wie das folgende Beispiel zeigt.

„Mein Sohn ist in diesem Schuljahr nach vier Jahren Sprachheilschule auf ein privates (staatlich anerkanntes) Gymnasium übergetreten. Im großen und ganzen geht es ihm recht gut. Das einzige Fach, in dem er Probleme hat, ist Deutsch. Da hat er einfach noch Nachholbedarf. Er hatte von klein auf eine sehr starke Sprachstörung, die mit vier Jahren Sprachheilschule natürlich nicht restlos zu beheben war. Zum Beispiel stottert er manchmal beim Sprechen. Deshalb wurde er von seinen Mitschülern in der Anfangszeit sehr gehänselt, geradezu gemobbt. Es war natürlich ein Risiko, ihn auf ein Gymnasium zu schicken, und wir haben uns diesen Schritt auch lange überlegt. Letztlich sind wir das Wagnis nur deshalb eingegangen, weil es sich um eine Privatschule handelt. Die Klassen sind dort klein und überschaubar, und das Mobbing-Problem ließ sich daher auch leichter in den Griff bekommen.

Eine Sache möchte ich in diesem Zusammenhang allen Eltern ans Herz legen: Schließen Sie sich mit den Lehrern kurz, und arbeiten Sie so gut es geht mit ihnen zusammen. Damit können Sie Ihrem Kind sehr helfen. Erkundigen Sie sich schon vor dem Übertritt, wie sich Ihr Kind auf die neue Schule vorbereiten kann. Und achten Sie darauf, daß man die Kinder schon in der Grundschule viel schreiben läßt. In der Sprachheilschule wird das manchmal ein wenig vernachlässigt – dort teilt man meistens Arbeitsblätter aus, damit es schneller vorangeht. Geübtes, flüssiges Schreiben ist aber enorm wichtig, um im Gymnasium gut durchzukommen."

Beispiel 6: öffentliches Gymnasium

Warum es gerade Sprachheilschülern so schwer fällt, auf dem Gymnasium zu bestehen, wurde schon angedeutet: Dort haben die Fächer Deutsch und Fremdsprachen einen hohen Stellenwert. Das gilt nicht nur für den humanistischen oder neusprachlichen Zweig, sondern auch für die anderen Zweige. Mindestens zwei Fremdsprachen sind praktisch in jedem Zweig gang und gäbe.

Bei aller Klage über den „Wertverlust der Bildung" oder über den „falschen Ehrgeiz" von Eltern, es hat schon seine Gründe, warum das Gymnasium unter allen Schultypen am begehrtesten ist. Eltern wissen sehr genau, wie wichtig eine gute Ausbildung ist, und erhoffen sich für ihren Nachwuchs natürlich nichts Geringeres als den chancenreichsten Schulabschluß – das Abitur. Bietet es doch Schulabgängern die besten Entscheidungsmöglichkeiten für ihre weitere Laufbahn. Ob Berufsausbildung, Fachhochschule oder Universität – mit dem Abi in der Tasche ist – fast – alles möglich.

Das erklärt vielleicht, warum sich viele Veröffentlichungen zum Thema Schulwechsel in erster Linie um den erfolgreichen Übertritt ans Gymnasium drehen. Seltsamerweise wird dabei oft der Eindruck erweckt, das Hauptproblem bestehe für die Schüler darin, den dafür erforderlichen Notendurchschnitt zu erreichen. Als wären damit schon alle Hürden genommen!

Zwischen dem Eintritt in die fünfte Klasse des Gymnasiums und dem Abitur nach acht oder neun Jahren liegt jedoch ein weiter Weg. Statistiken zufolge erreicht nur etwa die Hälfte aller Einsteiger das Ziel. Denn der Weg zum Abi ist nicht nur lang, sondern oft auch beschwerlich. Eine Gymnasiastin der Oberstufe weiß das aus Erfahrung zu bestätigen.

„Meine vier Grundschuljahre verbrachte ich in einer Sprachheilschule. Das hat mir sehr geholfen, denn ich hatte mit der Sprache große Probleme. Als ich dann ans Gymnasium kam, fiel mir die Umstellung erst einmal sehr schwer. In der Sprachheilschule waren wir nur elf Schüler in der Klasse gewesen – und jetzt plötzlich 30! Aber zum Glück habe ich sehr schnell Freunde gefunden. Deutsch und Englisch waren am Anfang besonders schwierig für mich. Aber ich habe gekämpft und viel gebüffelt – das muß man! –, und auch meine Mutter hat mir in der ersten Zeit sehr geholfen. Sie hat alle Lehrer über meine Sprachprobleme informiert, und die haben dann tatsächlich Rücksicht auf mich genommen und mich im Unterricht öfter drangenommen. Inzwischen stehe ich auf einem Notenschnitt von 2,3. Darauf bin ich sehr stolz."

Zwei Alternativen

Es gibt für Sprachheilschüler noch einige andere Möglichkeiten des Übertritts in die Sekundarstufe I, die bisher noch nicht erwähnt wurden. Zwei davon sollen hier in Kürze vorgestellt werden.

- Wenn am Ende der vierten Klasse deutlich wird, daß Ihr Kind den Anforderungen einer öffentlichen Hauptschule (noch) nicht gewachsen ist, können Sie es vielleicht in einer Sprachheilhauptschule unterbringen. Dort wird die gezielte Förderung der ersten vier Jahre bis zum Hauptschulabschluß fortgesetzt – wie bisher in kleinen Klassen von gewöhnlich weniger als 15 Schülern. Der Wermutstropfen: Sprachheilhauptschulen sind äußerst dünn gesät. Die Chancen, daß Ihr Sprößling dort einen Platz bekommt beziehungsweise daß es in der Nähe überhaupt eine solche Einrichtung gibt, stehen nicht besonders hoch.

- Sehen Sie sich in Ihrer Umgebung nach weiteren geeigneten Förderschulen um. Beim Elternaustausch erzählte zum Beispiel ein Vater, daß er seine beiden Söhne in einer Realschule für schwerhörige Schüler unterbringen konnte. Diese Schule nimmt jedes Jahr etwa 20 Prozent Nichtschwerhörige auf. Für manche Kinder mit Sprachschwierigkeiten könnte eine solche Einrichtung tatsächlich die Ideallösung sein. Die Klassen sind klein – im Durchschnitt sind es nicht mehr als zwölf Schüler –, der Unterricht hat ein hohes Niveau, und die Pädagogen sind in der Lage, auf die besonderen Schwierigkeiten der Schüler gezielt einzugehen.

Woran Sie auch noch denken sollten

Zum Schluß möchte ich noch ein paar Empfehlungen weitergeben, die ich verschiedenen Gesprächen mit Eltern und Pädagogen verdanke und die für die Übertrittsentscheidung ebenfalls von Nutzen sein können.

Was beim Thema Hauptschule schon gesagt wurde, kann für die Wahl der weiterführenden Schule ganz allgemein gelten: Am besten, man sieht sich mehrere in Frage kommende Einrichtungen an. Zum Beispiel an einem Informationsabend, den normalerweise jede Schule einmal im Jahr anbietet, oder an einem Tag der offenen Tür. Viele allgemeine Fragen lassen sich auf diese Weise ohne großen Aufwand klären. Für Detailfragen und besondere Anliegen sollte man ein Gespräch mit der Schulleitung oder einzelnen Lehrern vereinbaren.

Benutzen Sie bei der Gelegenheit anstelle des Autos doch lieber ein öffentliches Verkehrsmittel oder das Fahrrad. Dann können Sie gleich abschätzen, ob die Strecke zur betreffenden Schule Ihrem Nachwuchs fünfmal pro Woche oder noch öfter bei jedem Wind und Wetter zuzumuten ist. Vermutlich ist es kaum in Ihrem Interesse, zweimal täglich den Chauffeur zu spielen. Doch auch für Ihren Sprößling ist es kein Vergnügen, sich mit bleischwerem Rucksack beladen über scheinbar endlose Strecken zu quälen. Ein anstrengender Schulweg verbraucht viel Energie, die in erster Linie fürs Lernen nötig ist.

Neben Schule und Hausaufgaben sollte außerdem genügend Zeit für den Freundeskreis bleiben. Denn je älter Ihr Kind wird, desto mehr gewinnen die Beziehungen zu Gleichaltrigen an Bedeutung. Freundschaften entwickeln sich oft in der Schule, sie zu pflegen und zu vertiefen braucht es allerdings Freiräume. Auch in dieser Hinsicht spielt die Entfernung zwischen Schule und Elternhaus eine Rolle. Wenn die Schule am entgegengesetzten Ende der Stadt liegt, wird sich auch der größte Teil der Mitschüler dort aufhalten. Die Gelegenheiten, sich nach getaner Schularbeit zu treffen, dürften in diesem Fall ziemlich rar sein.

Beim leidigen Thema Hausaufgaben sind sich viele Eltern einig: „Die muß unser Kind selbständig bewältigen. Die Zeit, ständig als Aufpasser dabeizustehen, können wir nicht aufbringen." Bleiben Sie dennoch realistisch. Falls Ihr Kind schon in der Grundschulzeit bei den Hausaufgaben nicht ohne Hilfe auskommen konnte, dann erst recht nicht an einer weiterführenden Schule, wo Physik, Chemie, Fremdsprachen und andere anspruchsvolle Fächer auf dem Stundenplan stehen. Auch dies kann ein wichtiges Kriterium für die Wahl der weiterführenden Schule sein. Ist von vornherein abzusehen, daß sich Ihr Sprößling über kurz oder lang nur mit Nachhilfestunden über Wasser halten kann, wählen Sie lieber eine Schule, die weniger hohe Anforderungen stellt.

Zum Schluß noch eine Parabel

Nachdem wir uns viele Jahre bemüht haben, unserem Kind die bestmögliche Förderung zu bieten, können wir auch wieder einmal lockerlassen. Zeit, eine Zwischenbilanz zu ziehen: Haben wir erreicht, was wir erreichen wollten? Vielleicht sind uns Rückschläge und Enttäuschungen nicht ganz erspart geblieben: wenn es mit einer Förderung nicht wie erhofft geklappt hat; wenn unser Kind bei allem Integrationsbestreben die Erfahrung gemacht hat, daß es ausgegrenzt wird; wenn wir als Eltern mit Vorurteilen anderer nicht fertig werden konnten ...

Aber wenn es unseren Kindern gelungen ist, ihre eigenen Stärken und Begabungen zu entdecken, sie umzusetzen und darauf stolz zu sein – dann waren die Bemühungen der letzten Jahre bestimmt nicht umsonst.

Fördern hat nichts mit Umkrempeln zu tun. Jedes Kind ist einzigartig. Je mehr es seine Persönlichkeit entfalten kann, desto unbedeutender wird daneben bloßes Wettbewerbs- und Leistungsdenken. Das ist in etwa die Moral der folgenden Geschichte eines unbekannten Verfassers. Sie weist uns mit Augenzwinkern darauf hin, daß es nicht darum geht, unsere Kinder auf Perfektion zu trimmen. Vielmehr kommt es darauf an, daß wir sie mit ihren Stärken und Schwächen lieben und respektieren.

Die Schule der Tiere

Es gab einmal eine Zeit, da hatten die Tiere eine Schule. Der Lehrplan bestand aus Rennen, Klettern, Fliegen, Schwimmen, und alle Tiere wurden in allen Fächern unterrichtet.

Die Ente war gut im Schwimmen, besser sogar als der Lehrer. Im Fliegen war sie durchschnittlich, aber im Rennen galt sie rasch als ganz hoffnungsloser Fall. Da sie in diesem Fach sehr schlechte Noten hatte, mußte sie nachsitzen und den Schwimmunterricht ausfallen lassen, um das Rennen zu üben. Das tat sie so lange, bis sie auch im Schwimmen nur noch durchschnittlich war. Durchschnittliche Noten galten jedoch allgemein als annehmbar, deshalb machte sich niemand besondere Gedanken darüber – abgesehen von der Ente selbst.

Der Adler wurde als Problemschüler eingestuft und streng gemaßregelt, da er – beim Fliegen eindeutig der Beste – darauf bestand, in dieser Disziplin seine eigene Methode anzuwenden.

Im Laufen lag anfänglich das Kaninchen an der Spitze der Klasse, aber es bekam dann wegen des vielen Nachhilfeunterrichts im Schwimmen einen Nervenzusammenbruch und mußte von der Schule abgehen.

Als Klassenbester im Klettern hatte sich früh das Eichhörnchen erwiesen. Sein Fluglehrer beharrte jedoch darauf, daß es seine Flugstunden am Boden beginnen müsse statt im Baumwipfel. Es zog sich einen Muskelkater durch Überanstrengung bei den Startübungen zu und bekam immer mehr Dreien im Klettern und die ersten Fünfen im Rennen.

Die mit einem gesunden Sinn fürs Praktische ausgestatteten Präriehunde gaben ihre Jungen zum Dachs in die Lehre, als die Schulbehörde es ablehnte, das Fach Buddeln in den Lehrplan aufzunehmen.

Am Ende des Jahres hielt ein sehr befremdlich wirkender, anormaler Aal, der nicht nur gut schwimmen, sondern auch etwas rennen, klettern und fliegen konnte, als Schulbester die Schlußansprache.

Anhang

Adressen

Berufsverbände und Vereine

Aktionskreis Psychomotorik e.V.
Kleiner Schratweg 32
32657 Lemgo
Telefon: 0 52 61/97 09 70
Telefax: 0 52 61/97 09 72
E-Mail: akp@psychomotorik.com
www.psychomotorik.com

Berufsverband der Heilpädagoginnen und Heilpädagogen
Fachverband für Heilpädagogik (BHP) e. V.
Bundesgeschäftsstelle
Michaelkirchstraße 17/18
D-10179 Berlin
Telefon: 0 30/40 60 50 60
Telefax: 0 30/40 60 50 69
E-Mail: info@bhponline.de
www.bhponline.de

Bundesverband Rhythmische Erziehung
Küppelstein 34
42857 Remscheid
Telefon: 0 21 91/7 94-2 57
Telefax: 0 21 91/7 94-2 59
E-Mail: BRE@rhythmik-bre.de

Deutsche Gesellschaft für Sprachheilpädagogik e.V.
Goldammerstraße 34
12351 Berlin
Telefon: 0 30/6 61 60 04
Telefax: 0 30/6 61 60 24
E-Mail: info@dgs-ev.de
www.dgs-ev.de

Deutsche Fachgemeinschaft für Audio-Psycho-Phonologie
Monika Warner
Carl-Ulrich-Str. 6
63128 Dietzenbach
E-Mail: m.warner@t-online.de
www.fapp.de

Deutscher Bundesverband für Logopädie e.V.
Augustinusstraße 11 a
50226 Frechen
Telefon: 0 22 34/37 95 30
Telefax: 0 22 34/3 79 53 13
E-Mail: info@dbl-ev.de
www.dbl-ev.de

Verein zur Förderung
wahrnehmungsgestörter
Kinder e.V.
Ben-Gurion-Ring 161
60437 Frankfurt
Telefon: 069/95 43 18-0
Telefax: 069/95 43 18-17
E-Mail: info@wahrnehmungs-
stoerung.com
www.wahrnehmungs-
stoerung.com

Deutscher Verband der
Ergotherapeuten e.V.
Postfach 2208
76303 Karlsbad
Telefon: 07248/91 81-0
Telefax: 07248/91 81 71
E-Mail: info@dve.info
www.dve.info

Medizinische Einrichtungen

Klinik für Phoniatrie,
Pädaudiologie und
Kommunikationsstörungen
Pauwelsstraße 30
52074 Aachen
Telefon: 0241/8 08 89 54
Telefax: 0241/8 08 25 13

Campus Benjamin Franklin
Charité Centrum 16
Klinik und Poliklinik für
Audiologie und Phoniatrie
Fabeckstraße 62
14195 Berlin
Telefon: 030/84 45-68 12

Universitätsklinikum Erlangen
Abteilung für Phoniatrie und
Pädaudiologie
Bohlenplatz 21
91054 Erlangen
Telefon: 09131/85-3 31 46

Klinik für Phoniatrie und
Pädaudiologie
Klinikum der J. W. Goethe-
Universität
Theodor-Stern-Kai 7
60590 Frankfurt a. M.
Telefon: 069/6301-1
Telefax: 069/6301-6301

Universitätsklinikum Freiburg
Abteilung Phoniatrie und
Pädaudiologie
Lehenerstraße 88
79106 Freiburg

Universitätsklinik
Hamburg-Eppendorf
Abteilung Phoniatrie und
Pädaudiologie
Martinistraße 52
20246 Hamburg
Telefon: 040/7410-0

Klinik und Poliklinik für
Phoniatrie und Pädaudiologie
Medizinische Hochschule
Hannover
30623 Hannover
Telefon: 0511/532-0
Telefax: 0511/532-5550

Universität Leipzig
Selbständige Abteilung
für Stimm-, Sprach- und
Hörstörungen
Liebigstraße 10–14
04103 Leipzig
Telefon: 0341/9721721

Klinik für Phoniatrie und
Pädaudiologie
Deutschhausstraße 3
35037 Marburg
Telefon: 06421/5866439
Telefax: 06421/5862824

Klinik und Poliklinik für Hals-,
Nasen- und Ohrenkranke
der Ludwig-Maximilians-
Universität München
Abteilung für Phoniatrie und
Pädaudiologie
Pettenkoferstraße 4a
D-80336 München
Telefon: 089/5160-3971
Telefax: 089/5160-4563

Klinik für Hals-, Nasen- und
Ohrenheilkunde
der Universität Tübingen
Abteilung für Phoniatrie und
Pädaudiologie
Elfriede-Aulhorn-Straße 5
72076 Tübingen
Telefon: 07071/2988088
Telefax: 07071/293311

Internet-Adressen

Audiologische Untersuchung

www.kinderzentrum.de/neurophysiologie_hoerstoerung.php (Informationen über Hörstörungen und Hörprüfverfahren)

Audio-Psycho-Phonologie

www.tomatis.de (Tomatis-Institute Deutschland)
www.tomatis-center.at (Tomatis-Institut Niederösterreich)
www.tomatis-institut.at (Institut für Horch- und Sprachpädagogik, Wien)
www.a-p-p.ch (Schweizerischer Berufsverband für Audio-Psycho-Phonologie)

Erziehungsberatung

www.bke.de (Information und Adressenverzeichnis der Bundeskonferenz für Erziehungsberatung e.V.)

Homöopathie

www.dhu.de (Deutsche Homöopathie-Union, Karlsruhe)

Information zu Stimm- und Sprachstörungen

www.dgpp.de (Deutsche Gesellschaft für Phoniatrie und Pädaudiologie e.V. – Informationsseite für Eltern hör-, sprach- und stimmkranker Kinder)

Kinderpsychiater

www.bkjpp.de (Berufsverband für Kinder- und Jugendpsychiatrie, Informationsseite für Eltern)

Psychomotorik

www.ibp-psychomotorik.de (Institut für Bewegungsbildung und Psychomotorik, Gröbenzell; mit der Internet-Zeitschrift „Forum Psychomotorik")

Rhythmik

www.rhythmik.de (Adressen und Literaturhinweise)
www.rhythmikon.de (Institut Rhythmikon, München)

Sprachheilkindergärten (Auswahl)

www.andreaswerk.de (Sprachheil- und Heilpädagogische Kindergärten des Andreaswerks im Landkreis Vechta)
www.awo-emsland.de (Einrichtungen der AWO Kinder, Jugend & Familie Weser-Ems)
www.hph-bsb.de (Sprachheilkindergarten Bersenbrück, Schwagstorf, Quakenbrück)
www.sprachheilkindergarten-degersen.de
www.sprachheilkindergarten-herten.de

Sprachheilpädagogik

www.sprachheilpaedagogik.de (Informationen über Sprachstörungen und Sprachtherapie; mit Diskussionsforen)

Sprachheilschulen (Auswahl)

www.schule-zitzewitzstrasse.de (Sprachheilschule in Hamburg mit Realschulzweig)
www.sprachheilschule.bb.schule-bw.de (Sprachheilschule Sindelfingen)
www.sprachheilschule-schwerin.de
www.sprachheilschule-zwickau.de
www.sprachheilzentrum-calw.de

Literatur

Empfehlungen zum Weiterlesen

Büttner, Christian, Mara Dittmann. *Kindergartenprofile.* Beltz
Verschiedene Kindertagesstätten stellen ihre jeweiligen Konzeptionen vor.

Defersdorf, Roswitha. *Drück mich mal ganz fest. Geschichte und Therapie eines wahrnehmungsgestörten Kindes.* Herder
Eine betroffene Mutter erzählt vom Weg der Therapie ihres Kindes.

Dürr, Gisela, Martin Stiefenhofer. *Schöne alte Kinderspiele. Ideen für Kinder aller Altersstufen.* Piper
Enthält rund 170 Spiele: Abzählverse und Singspiele, Ball- und Seilspiele, Gedächtnis- und Sprachspiele, Versteck- und Laufspiele.

Götte, Rose. *Sprache und Spiel im Kindergarten.* Beltz Quadriga
Intensive Sprachförderung in der Vorschul- und ersten Schulzeit; mit Übungen und praktischen Beispielen.

Hirler, Sabine. *Wahrnehmungsförderung durch Rhythmik und Musik.* Herder
Rund 250 rhythmische Spiele mit Liedern, Reimen, Materialien, Instrumenten.

Meier, Christine, und Judith Richle. *Sinn-voll und alltäglich. Materialiensammlung für Kinder mit Wahrnehmungsstörungen.* Modernes Lernen
Anleitung zur Wahrnehmungsförderung von Kindern im Vor- und Grundschulalter.

Pauli, Sabine, Andrea Kisch. *Geschickte Hände. Feinmotorische Übungen für Kinder in spielerischer Form.* Modernes Lernen
Anregungen zur Förderung der feinmotorischen Geschicklichkeit.

Passolt, Michael, Veronika Pinter-Theiss. *Ich hab eine Idee …* Modernes Lernen
Methodik und Didaktik in der Psychomotorik.

Pfluger-Jakob, Maria. So entwickelt sich mein Kind. Vom Kleinkind bis zum Schulanfang. Herder
Fähigkeiten und Bedürfnisse von Kindern zwischen 0 und 6 Jahren – ein Entwicklungsbegleitbuch für Eltern.

Stengel, Ingeburg, Lieselotte von der Hude, Veronika Meiwald. *Sprachschwierigkeiten bei Kindern. Wie Eltern helfen können.* Klett-Cotta
Wie man Sprachstörungen erkennt. Ein Leitfaden für Eltern mit Anregungen für die Entwicklungsförderung zuhause.

Tomatis, Alfred. *Das Ohr, die Pforte zum Schulerfolg. Schach dem Schulversagen.* Modernes Lernen
Die Ursachen von Schul- und Lernschwierigkeiten aus der Sicht der Audio-Psycho-Phonologie. Hilfe durch Horchtraining und praktische Anregungen fürs Lernen.

Zimmer, Renate. *Schafft die Stühle ab! Was Kinder durch Bewegung lernen.* Herder
Über den Zusammenhang von Bewegungsentwicklung, geistigen Fähigkeiten und Selbstvertrauen von Kindern. Mit Bewegungsspielen für drinnen und draußen.

Zimmer, Renate, und Fredrik Vahle. *Ping Pong Pinguin. Spiel- und Bewegungslieder zur psychomotorischen Förderung.* Herder
Anregung zur psychomotorischen Förderung von Kindern.

Verwendete Literatur

Ayres, Jean. *Bausteine der kindlichen Entwicklung. Die Bedeutung der Integration der Sinne für die Entwicklung des Kindes.* Springer-Verlag, 1992 (2. Auflage)

Arbeitsgruppe K-ABC 1999. *Kaufman Assessment Battery for Children.* www.sfz-e.de/seiten/download.html (28. 2. 2003)

Fendrich, Bärbel. *Sprachauffälligkeiten im Vorschulalter. Kinder mit Sprach- und Sprechstörungen und Möglichkeiten ihrer pädagogischen Therapie.* Juventa, 2000

Floquet, Hilde. *Zentrale Hörverarbeitungsstörung.* In: CO'MED 7/2000

Imhäuser, Hedwig. *Homöopathie in der Kinderheilkunde.* Haug, 1985

Kiphard, Ernst J. *Psychomotorik in Praxis und Theorie. Ausgewählte Themen der Motopädagogik und Mototherapie.* Flöttmann, 1989

Kiphard, Ernst J. *Wie weit ist ein Kind entwickelt?* Modernes Lernen, 1984

Krause, Kornelia (Hrsg.). *Spielort: Heilpädagogische Praxis. Ein Werkstattbuch.* Modernes Lernen, 1998

Lipp-Peetz, Christine, u.a. *Mein Kind im Kindergarten. Ein Begleiter für Eltern.* Rowohlt, 1999

Ministerium für Schule, Wissenschaft und Forschung des Landes Nordrhein-Westfalen. *Schulversuch Förderschule. Abschlußbericht.* 31. Juli 2001

Nienkerke-Springer, Anke, Wolfgang Beudels. *Komm, wir spielen Sprache. Handbuch zur psychomotorischen Förderung von Sprache und Stimme.* Borgmann, 2001

Pfluger-Jakob, Maria. *Wahrnehmungsstörungen bei Kindern – Hinweise und Beobachtungshilfen.* Kindergarten heute spezial, Herder, 2001 (4. Auflage)

Pilgram, Jutta. *Wenn Klassen sortiert werden.* In: Süddeutsche Zeitung, 18. 2. 2003

Richter, Erwin, Walburga Brügge, Katharina Mohs. *So lernen Kinder sprechen.* Ernst Reinhardt Verlag, 1997

Rosenkötter, Henning. *Auditive Wahrnehmungsstörungen. Kinder mit Lern- und Sprachschwierigkeiten behandeln.* Klett-Cotta, 2003

Stengel, Ingeburg, Lieselotte von der Hude, Veronika Meiwald. *Sprachschwierigkeiten bei Kindern. Wie Eltern helfen können.* Klett-Cotta, 1998 (10. Auflage)

Tomatis, Alfred. *Der Klang des Lebens.* Rowohlt, 1990

Warner, Monika. *Das Leben erhorchen. Die Audio-Psycho-Phonologie in Theorie und Praxis.* In: CO'MED 5/2000

Wendlandt, Wolfgang. *Sprachstörungen im Kindesalter. Materialien zur Früherkennung und Beratung.* Thieme, 1992

Wiedenmann, Marianne (Hrsg.). *Sprachförderung mit allen Sinnen.* Beltz, 2000 (2. Auflage)

Zimmer, Renate. *Handbuch der Psychomotorik. Theorie und Praxis der psychomotorischen Förderung von Kindern.* Herder, 1999

Zollinger, Barbara (Hrsg.). *Wenn Kinder die Sprache nicht entdecken. Einblicke in die Praxis der Sprachtherapie.* Verlag Paul Haupt, 2000

Zuckrigl, Hildegard, Alfred Zuckrigl, Hans Helbling. *Rhythmik hilft behinderten Kindern.* Ernst Reinhard Verlag, 1999 (4. Auflage)

Klett-Cotta
www.klett-cotta.de

Printed in Germany
Schutzumschlag: Finken & Bumiller, Stuttgart
Gesetzt aus der 10 Punkt Melior von Dörlemann Satz, Lemförde
Auf säure- und holzfreiem Werkdruckpapier gedruckt
und gebunden von Esser Druck GmbH, Bretten
ISBN 978-3-608-94068-8

Zweite, durchgesehene Auflage, 2010

Bibliografische Information der Deutschen Nationalbibliothek
Die Deutsche Nationalbibliothek verzeichnet diese Publikation in der
Deutschen Nationalbibliografie; detaillierte bibliografische
Daten sind im Internet über <http://dnb.d-nb.de> abrufbar.

Rita Steininger

Wie Kinder richtig sprechen lernen

Sprachförderung – ein Wegweiser für Eltern

Klett-Cotta